மரபணு மாற்றுப் புரட்சி

ஜெகாதா

சதியா

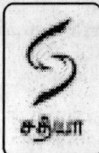

Title
Marabanu Matru Puratchi
Jakatha

ISBN: 978-93-6666-433-0
Title Code : Sathyaa - 135

நூல் தலைப்பு
மரபணு மாற்றுப் புரட்சி

நூல் ஆசிரியர்
ஜெகாதா

முதற்பதிப்பு
டிசம்பர் 2024

விலை : ₹ 190

பக்கம் : 149

Printed in India

Published by
Sathyaa Enterprises
No.134, First Floor,
Choolaimedu high road, Choolaimedu,
Chennai - 600 094.
044 - 4507 4203

Email
sathyaabooks@gmail.com

உள்ளே...

1. உணவு இறையாண்மை நமது உரிமை! — 5
2. மரபியலும் மரபணு ஆராய்ச்சியும் — 15
3. மரபணு மாற்றம் – நோக்கங்களும், தாக்கங்களும் — 23
4. மரபணு மாற்றப்பட்ட உயிரினம் — 30
5. விஷத்தைப் பரப்பும் மரபணு மரண ஆராய்ச்சி — 32
6. மரபணு பொறியியலால் யாருக்கு நன்மை? — 36
7. விலைபோகும் விஞ்ஞானிகள் — 46
8. புற்றுநோயும் மரபணு மாற்ற கோழிமுட்டையும் — 51
9. மறுகாலனியாதிக்கத்தால் பாதிக்கப்படும் சுற்றுச்சூழல் — 54
10. உணவுத் தட்டுக்கு வந்துள்ள விஷம் — 59
11. வணிகத்திற்கான மரபணு மாற்று உணவு — 67
12. மரபணு மாற்றம் – நுகர்வோர் நலன் — 74

13.	பசுமைப் புரட்சியின் அலங்கோலம்	78
14.	மரபணு மாற்றப் பயிரும் சந்தை அரசியலும்	86
15.	மரபணு மாற்ற உயிரினத்தை உருவாக்குவது எப்படி?	92
16.	மரபணு மாற்றப்பட்ட முதல் உயிரினம் பாக்டீரியா	104
17.	மரபணு மாற்றப்பட்ட தாவரம்	116
18.	மரபணு மாற்றம் செய்யப்பட்ட விலங்குகளும், பாலூட்டிகளும்	124
19.	மரபணு சிகிச்சையும் மற்ற உயிரினங்களும்	129
20.	மரபணு பொறியியலின் ஒழுங்குமுறைகள்	137
21.	மரபணு பொறியியல் விஞ்ஞானியின் கேள்விகள்	145

❏

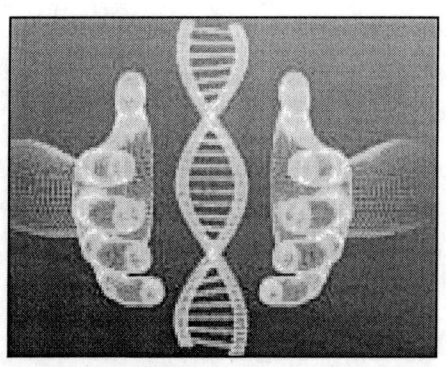

1. உணவு இறையாண்மை நமது உரிமை!

உலகம் அறிந்த சூழலியல் போராளியும் பெண்ணியலாளரான முனைவர் வந்தனா சிவா சமூக நீதிக்காக போராடுபவர், நூல் ஆசிரியர், விஞ்ஞானி எனப் பன்முகம் கொண்டவர்.

நதிகளில் பெருக்கெடுத்து ஓடும் தண்ணீர் பாட்டிலில் அடைக்கப் பட்டு விற்பனை செய்யப்படுவதைக் கண்டு மனம் வெதும்பி இவர் எழுதிய 'வாட்டர் வார்' நூல் உலகப் பிரசித்தி பெற்றது.

சர்வதேச மகளிர் தினத்தின் நூறாவது ஆண்டை முன்னிட்டு பெண்களுக்கு முன்னுதாரணமாகவும், பெண்கள் முன்னேற்றத் துக்குத் தூண்டுகோலாகவும் இருக்கும் 100 பெண்கள் கொண்ட பட்டியலை 'தி கார்டியன்' பத்திரிகை வெளியிட்டது. அதில் இடம் பெற்ற 5 இந்தியப் பெண்களில் ஒருவர் வந்தனா சிவா.

உத்தரகண்ட் மாநிலத்தின் பேராடூனில் 1952 நவம்பர் 5ஆம் தேதி பிறந்தவர் வந்தனா சிவா. இவருடைய தந்தை வனப் பாதுகாவலராக இருந்தவர். இவரது தாய் இயற்கையை ரசிப்பவர். இதனால் இவருக்கும் இயற்கை மீது மாறாத காதல் ஏற்பட்டு விட்டது.

இவர் படித்தது அணு இயற்பியல். ஆனால் இவருக்கு பிடித்த தெல்லாம் பசுமை தான். நமது மூலிகைகள் காப்புரிமை பெறுவதற்கும் பறிபோன காப்புரிமையை மீட்பதற்கும் போராடி வருபவர்.

ரசாயன கலப்பில்லாமல் பயிர் வளர்ப்பு முறைக்கு ஆதரவாக பிரச்சாரம் செய்து வருபவர். அரிய பயிர்களின் விதைகளை காப்பதற்காக 'நவதான்யா' என்ற பெயரில் அறக்கட்டளை நடத்தி வருகிறார்.

பனிச்சிகரங்கள் உருகி கரைவது குறித்தும், சில தாவரங்களும், உயிரினங்களும் அழிந்து போவது குறித்தும் இவைகளை காப்பது குறித்து சர்வதேச அளவில் பிரச்சாரம் செய்து வருகிறார். இது குறித்து நூற்றுக்கணக்கான கட்டுரைகளை இவர் எழுதியுள்ளார்.

தண்ணீர், தனியார் மையம், சுற்றுச்சூழல் என்ற தலைப்புகளில் ஏராளமான நூல்களை எழுதியுள்ளார்.

டேராடூனில் சுரங்கங்கள் குறித்து அறிக்கை அளிக்கும்படி வந்தனா சிவாவை மத்திய அரசு 1981 ஆம் ஆண்டு கேட்டது. இவர் அளித்த அறிக்கையின் பேரில் டூன் பள்ளத்தாக்கில் 1983 ஆம் ஆண்டு சுரங்கங்களுக்கு சுப்ரீம் கோர்ட் தடை விதித்தது.

காஷ்மீரின் லடாக் பகுதியில் வெப்பம் அதிகரித்ததால் பனிச்சிகரங்கள் உருகுவதையும் இவர் வெளி உலகுக்கு தெரியச் செய்தார்.

1970களில் புகழ்பெற்ற சிப்கோ இயக்கத்தின் ஒரு பகுதியாக பல்லுயிர் பாதுகாப்புப் பணியில் ஈடுபட ஆரம்பித்தார்.

பல்லுயிர் பாதுகாப்பு என்பது தனித்து இயங்கும் ஒன்றல்ல. பண்பாட்டு பன்மயம், அறிவு பன்மயத்துடன் நெருக்கமான தொடர்பு கொண்டது என்பதைப் புரிந்து கொண்டார்.

அந்த இயக்கத்தால் உத்வேகம் பெற்று நவதான்யா என்ற முன்னோடி இயற்கை வேளாண் இயக்கத்தின் அமைப்பை உருவாக்கினார்.

இன்றைக்கு விதை சேகரிப்பாளர்கள், இயற்கை வேளாண் உற்பத்தியாளர்கள், பாரம்பரிய விதைக் காப்பாளர்கள் அடங்கிய இந்தியாவின் மிகப் பெரிய அமைப்பாக அது திகழ்கிறது.

1982 ஆம் ஆண்டு முனைவர் பட்டம் பெற்ற இயற்பியல் துறையைத் துறந்து விட்டு தனது சொந்த ஊரான டேராடூனில் அறிவியல் தொழில்நுட்ப சூழலியல் ஆராய்ச்சி அறக்கட்டளை தொடங்கினார்.

சுற்றுச்சூழல் போராட்டங்களுக்கு ஆதரவளிக்கும் ஆராய்ச்சிகளை மேற்கொள்ளும் ஆராய்ச்சியாளர்களின் முறை சாராத அமைப்பாக அந்த அறக்கட்டளை செயல்படுகிறது.

அந்த அமைப்பு தீவிரமாக செயல்பட ஆரம்பித்த பின் பசுமைப் புரட்சியின் கடுமையான விமர்சகர் ஆனார் வந்தனா சிவா. அடிப்படையில் ஒரு அறிவியலாளர் என்பதால் இந்திய வேளாண்மை, சூழலியல் பிரச்சனைகள் சார்ந்த அவரது வாதங்கள் வலுவாக வெளிப்பட்டன.

நாடே பசுமைப் புரட்சியைக் கொண்டாடிக் கொண்டிருந்த வேளையில், வேளாண்மையில் கட்டு மீறிப் பயன்படுத்தப்படும் உரங்கள், பூச்சிக்கொல்லிகள், வீரிய விதைகள், நவீன கருவிகளின் பயன்பாட்டைக் கேள்விக்கு உட்படுத்தினார் வந்தனா சிவா.

அறிவியலால் இயற்கையை வெல்ல முடியாது. குறுகிய காலப் பலன்களை மட்டுமே தர முடியும். இறுதியில் அறிவியல் தோல்வியைத் தழுவும் என்பதே வந்தனா சிவாவின் முடிவு.

மரபணுப் பொறியியலை அடிப்படையாகக் கொண்ட இரண்டாவது பசுமைப் புரட்சியையும் வந்தனா சிவா கடுமையாக எதிர்த்து வருகிறார்.

மரபணுப் பொறியியல், அது உருவாக்கிய மரபணு மாற்றம் செய்யப் பட்ட பயிர்கள் ஏற்படுத்தும் சூழலியல் பாதிப்புகள், நெறிமுறை மீறல்கள் தொடர்பாக கவனப்படுத்தி வருகிறார்.

பிடி கத்திரிக்கு எதிரான பேராட்டங்கள் அதற்கு உதாரணம். இதன் மூலம் பன்னாட்டு வேளாண் நிறுவனங்கள் செலுத்தும் ஏகபோகம் ஏழைகளின் வாழ்வாதாரத்தைப் பறிக்கும் என்றார்.

இதற்கு மாற்றாக பாரம்பரிய அறிவுச் செல்வங்களை தமதாக்கிக் கொள்ள முனையும் வெளிநாட்டு காப்புரிமை தாக்குதலுக்கு எதிராகவும் அவர் போராடி வருகிறார்.

நீர், நிலம், காடு, பல்லுயிரியம், வேளாண்மை போன்ற இயற்கை வளங்கள் மீதான் மக்களின் உரிமைகளைப் பாதுகாக்கப் போராடி யதற்காக மாற்று நோபல் பரிசு என்று அழைக்கப்படும் வாழ்வாதார உரிமை விருதை (Rights to Livelihood) வந்தனா சிவா 1993 ஆம் ஆண்டு பெற்றார்.

பசுமைப் புரட்சி விவசாயத்தால் ஊக்குவிக்கப்பட்ட விதை - வேதி யியல் தொகுப்பு வளமான மண்ணைக் குறைத்து வாழும் சுற்றுச் சூழல் அமைப்புகளை அழித்து விட்டது என்று வாதிடும் வந்தனா

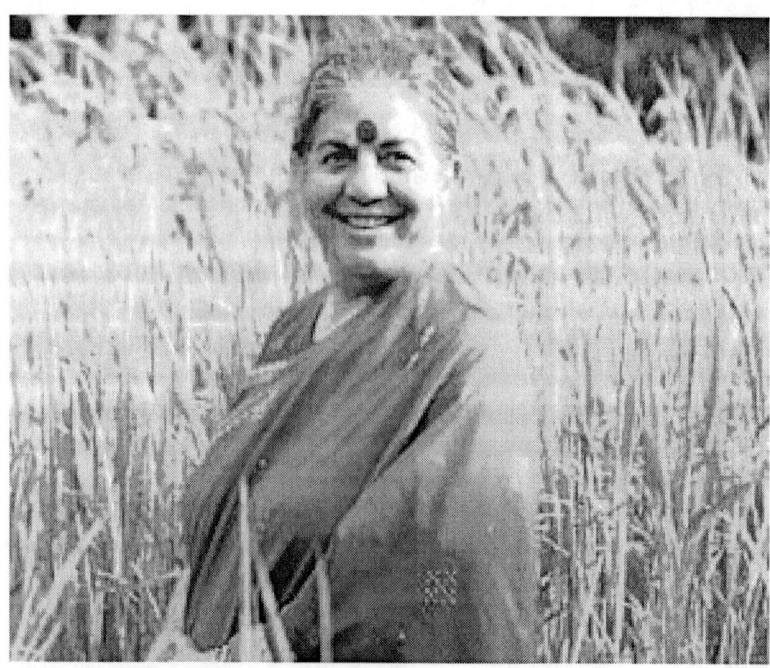

சிவா, உலக எதிர்கால கவுன்சிலின் (WFC) நிறுவன கவுன்சிலரும் ஆவார்.

2007ல் உருவாக்கப்பட்ட நிய்ளீ எதிர்கால சந்ததியினரின் நலன்களுக்கு சேவை செய்யும் கொள்கை தீர்வுகளின் சார்பாகப் பேசுகிறது.

விதை சுதந்திரம் அல்லது விதைகள் மீதான் கார்ப்பரேட் காப்புரிமைகளை நிராகரிக்கும் யோசனையை வந்தனா சிவா ஆதரிக்கிறார்.

வர்த்தகம் தொடர்பான அறிவுசார் சொத்து உரிமைகள் (TRIPS) உடன்படிக்கையை செயல்படுத்துவதற்கு எதிராக அவர் பிரச்சாரம் செய்தார்.

இது காப்புரிமைகளின் நோக்கத்தை வாழ்க்கை வடிவங்களை உள்ளடக்கியது. இந்த ஒப்பந்தம் கார்ப்பரேட் துறையுடன் நெருங்கிய உறவைக் கொண்டிருப்பதாகவும் மேலும் வாழ்வின் மீதான காப்புரிமைக்கான கதவைத் திறந்து விடுவதாகவும் வந்தனா சிவா விமர்சித்துள்ளார்.

பாரம்பரிய நடைமுறைகளுக்கு ஆதரவாக வாதிடும் வந்தனா சிவா ஸ்பெயினின் சோசலிஸ்ட் கட்சியின் சிந்தனைக் குழுவான அறிவியல் குழுவிலும் உறுப்பினராக உள்ளார். Gmo எதிர்ப்பு இயக்கத்துடன் தொடர்புடைய அவரது செயல்பாட்டிற்காக 'தானியத்தின் காந்தி' என்று வந்தனா சிவா குறிப்பிடப்படுகிறார்.

வந்தனா சிவா எழுதிய முதல் நூல் (1988) STAYING ALIVE மூன்றாம் உலகப் பெண்களைப் பற்றிய கருத்துக்களை மாற்ற உதவியது.

1990ல் அவர் ய்புநுக்காக பெண்கள் மற்றும் விவசாயம் பற்றிய இந்தியாவில் பெரும்பாலான விவசாயிகள் பெண்கள் என்ற தலைப்பில் ஒரு அறிக்கையை எழுதினார்.

காட்மண்டுவில் உள்ள மலை மேம்பாட்டுக்கான சர்வதேச மையத்தில் (ICIMOD) பாலினப்பிரிவை நிறுவினார் மற்றும் பெண்கள் சுற்றுச்சூழல் மற்றும் மேம்பாட்டு அமைப்பின் (WEDO) நிறுவனக் குழு உறுப்பினராகவும் இருந்தார்.

வந்தனா சிவா இந்தியாவிலும் வெளிநாட்டிலும் உள்ள அரசாங்கங்கள் மற்றும் உலகமயமாக்கல் தொடர்பான சர்வதேச மன்றம், பெண்கள் சுற்றுச்சூழல் மற்றும் மேம்பாட்டு அமைப்பு மற்றும் மூன்றாம் உலக நெட்வொர்க் உள்ளிட்ட அரசு சாரா நிறுவனங்களுக்கு ஆலோசகராகவும் பணியாற்றியுள்ளார்.

ஐ.நா. பல்கலைக்கழகத்திற்கான வந்தனா சிவாவின் ஆய்வுகள் பசுமைப் புரட்சியின் வன்முறை என்ற புத்தகத்தை வெளியிட வழிவகுத்தது.

இன்று உலகம் முழுவதும் உணவு அமைப்பில் நுழையக் கூடிய 1400க்கும் மேற்பட்ட பூச்சிக் கொல்லிகள் உள்ளன என்று கூறப்படும் தரவுகளை வந்தனா சிவா மேற்கோள் காட்டியுள்ளார்.

வந்தனா சிவா கோல்டன் ரைஸை கடுமையாக எதிர்க்கிறார். இது வைட்டமின் ஏ-ன் முன்னோடியான பீட்டர் கரோட்டின் உயிரியக்கத்துக்கு மரபணு ரீதியாக அரிசி இனமாகும். இது உலகெங்கிலும் உள்ள பாலர் வயது குழந்தைகளில் மூன்றில் ஒரு பகுதியினருக்கு வைட்டமின் ஏ குறைபாட்டைப் போக்க உதவும் ஆற்றலைக் கொண்டுள்ளது.

'கோல்டன் ரைஸ் புரளி' என்று வந்தனா சிவா அழைப்பதற்கு காரணம் அது நன்மையை விட தீமையை விளைவிக்கும் என்று கூறுகிறார்.

துரதிருஷ்ட வசமாக வைட்டமின் ஏ அரிசி ஒரு புரளியாகும். மேலும் இது மரபணு மக்கள் தொடர்பு பயிற்சி செய்யும் தாவர பொறியியலில் மேலும் சர்ச்சையை ஏற்படுத்தும்.

இந்தியாவில் விதைகளின் விலை உயர்ந்து வருவதால் பல விவசாயிகள் கடனில் மூழ்கி தற்கொலை செய்து கொண்டனர் என்று வந்தனா சிவா கூறியுள்ளார்.

சுற்றுச்சூழல் கழிவு மற்றும் தொழில்துறை பேரழிவுகள் அன்றாட வாழ்க்கையை அச்சுறுத்துவதாக வந்தனா சிவா நம்புகிறார். மேலும் இந்த பிரச்சனைகளை பராமரிப்பது பெண்களின் பொறுப்பாகி விட்டது.

வந்தனா சிவா தண்ணீர் தொடர்பான பிரச்சனைகளில் அதிக கவனம் செலுத்தியதால் பல ஆவணப்படங்களில் தோன்றி தன் கருத்துக்களை பதிவிட்டார்.

'கங்கா ஃப்ரம் தி கிரவுண்ட் அப்' எனும் படம் கங்கை நதி நீர் பிரச்சனைகள் பற்றிய ஆவணப்படம்.

அடுத்தபடியாக வந்தனா சிவா நடித்துள்ள படம் நீல தங்கம். உலக நீர் போர்கன். இப்படம் 2008ல் எடுக்கப்பட்ட ஆவணப்படமாகும்.

நீல தங்கம் : உலக நீர்ப் போர்கள் கிரகத்தின் நீர் வழங்கல் குறைந்து வருவதன் மூலம் சுற்றுச்சூழல் மற்றும் அரசியல் தாக்கங்களை ஆராய்கிறது. மேலும் எதிர்காலத்தில் தண்ணீருக்காக போர்கள் நடக்கும் என்று கூறுகிறது. இத்திரைப்படம் உலகெங்கிலும் உள்ள நீர ஆர்வலர்களின் சில வெற்றிக் கதைகளையும் கூறுகிறது.

இப்படம் முதலில் அக்டோபர் 9, 2008 அன்று வான் கூவர் சர்வதேச திரைப்பட விழாவில் திரையிடப்பட்டது. சிறந்த சுற்றுச்சூழல் திரைப்பட பார்வையாளர் விருதை இப்படம் பெற்றது.

கார்ப்பரேட்டுகளில் தண்ணீர் திருட்டு நடத்தப்படுவதை நிறுத்து வதற்கான தார்மீகக் குரலொலியாக இப்படம் எதிரொலிக்கிறது.

மரபணு மாற்றப்பட்ட பயிர்கள் என்ற தலைப்பில் வந்தனா சிவா ஆவணப்படத்தில் இடம் பெற்றுள்ளனர்.

வந்தனா சிவா ஆப்பிரிக்கா, ஆசியா, லத்தீன் அமெரிக்கா, அயர்லாந்து, சுவிட்சர்லார்ந்து ஆகிய நாடுகளில் மரபணு பொறியியலுக்கு எதிராக நடத்திய போராட்டங்கள் முக்கியமானவை.

Gmo எதிர்ப்பு இயக்கத்தின் 'ராக் ஸ்டார்' என்றும் சுற்றுச்சூழல் போர் வீரர் என்றும் வந்தனா சிவா அழைக்கப்படுகிறார்.

நாற்பது ஆண்டுகளுக்கும் மேலாக இந்திய இயற்பியலாளர், சூழலியல் மற்றும் உணவு உரிமைகள் வழக்கறிஞராக மாறிய வந்தனா சிவா பெரிய விவசாயத்தை மேற்கொண்டவர்.

உலகப் பசியைப் போக்கவும் முடிவுக்கு கொண்டு வரவும் அதே சமயத்தில் நமது உலகத்தை மிகவும் அற்புதமாக மாற்றும் தனித்துவ

மான கலாச்சார மற்றும் சமையல் மரபுகளைப் பாதுகாக்க முடியும் என்று வாதிட்டார் இவர்.

எல்லாவற்றுக்கும் மேலாக நாம் உண்ணும் உணவே முக்கியம் என்பதில் இவர் தீவிர நம்பிக்கை கொண்டவர். அது நம்மை உடல் ரீதியாகவும், கலாச்சார ரீதியாகவும், ஆன்மீக ரீதியாகவும் ஆக்கு கிறது.

பூமி மற்றும் பழங்குடி சமூகங்களுக்கான எனது சேவையும் அர்ப்பணிப்பும் சிப்கோ இயக்கம் மூலம் தொடங்கியது. பூமியையும் பூர்வீக கலாச்சாரங்களையும் பாதுகாப்பது இன்று முன்னெப் போதையும் விட முக்கியமானது. ஏனெனில் ஐந்து நூற்றாண்டு காலனித்துவமும் மூன்று நூற்றாண்டுகளின் புதைபடிவ எரிபொருள் அடிப்படையிலான தொழில்துறையும் நம்மை வீழ்ச்சியடையச் செய்துள்ளது.

பழங்குடி மக்கள் பூமியையும் அதன் எல்லைகளையும் மதித்து இயற்கையோடு இயைந்து வாழ்ந்து வருகின்றனர்.

உணவும் கலாச்சாரமும் வாழ்க்கையின் நாணயம் நோயினாலும் மரணத்தினாலும் நாம் மூழ்கியிருக்கும் வேளையில் வாழும் உணவுப் பண்பாடு வாழ்க்கைப் பாதைக்கு ஒளியைக் காட்ட முடியும்.

"உணவு இறையாண்மை என்பது உங்கள் வாழ்க்கை வாழ்வாதாரம் மற்றும் ஆரோக்கியத்தின் மீதான இறையாண்மையாகும்.

இது விதை இறையாண்மையுடன் தொடங்குகிறது. உயிருள்ள விதைகளை சேமித்தல் மற்றும் பயன்படுத்துதல், இது நிலத்தையும் மண்ணையும் பராமரிப்பதை உள்ளடக்கியது.

மண் உயிரினங்களுக்கு உணவளிக்கா விட்டால் உணவு இறை யாண்மையை நாம் கொண்டிருக்க முடியாது.

உணவு இறையாண்மை இயற்கை விவசாயம் மற்றும் இரசாய னங்கள் மற்றும் விஷயங்களைத் தவிர்ப்பதை அடிப்படையாகக் கொண்டது."

நான் 1984ல் பஞ்சாபில் பசுமைப் புரட்சியை பற்றி ஆய்வு செய்திருந்ததால் 1987ல் பயோடெக்னாலஜி குறித்த கூட்டத்திற்கு அழைக்கப்பட்டதால் நாங்கள் விதைகளை சேகரிப்பதில் தொடங்கினோம்.

1991 முதல் 'நவதான்யா' என்று அழைக்கப்படும் இயக்கம் 151க்கும் மேற்பட்ட சமுதாய விதை வங்கிகள் உருவாக்கப்பட்டன.

உள்ளூர் கலச்சாரங்களுக்கேற்ற உள்ளூர் விதைகள் அதிக ஊட்டச் சத்தை அளிக்கின்றன மற்றும் காலநிலை மாற்றத்துக்கு அதிக மீள் தன்மை கொண்டவை.

இரசாயன மற்ற பல்லுயிர் அடிப்படையிலான இயற்கை விவசாயத்தில் ஒரு மில்லியனுக்கும் அதிகமான விவசாயிகளுக்கு பயிற்சி அளித்துள்ளோம்.

விவசாயிகள் ஊட்டச்சத்து உற்பத்தியை இரு மடங்கு அதிகரித் துள்ளனர். மேலும் இரசாயன மற்றும் புதுப்பிக்க முடியாத விதை களுக்கு பணத்தை வீணாக்கிடாமல், பண்டங்களை வளர்க்கும் விவசாயிகளை விட 10 மடங்கு அதிகமாக சம்பாதிக்கின்றனர்.

"நான் இமய மலையில் வளர்ந்து சிப்கோவின் தன்னார்வத் தொண்டனாக மாறியதால் பல்லுயிர் பெருக்கத்தின் மதிப்பை அறிந்து கொண்டேன். பசுமைப் புரட்சி முதன் முதலில் திணிக்கப் பட்ட பஞ்சாப் மாநிலம் ஏன் வன்முறையில் வெடித்தது என்பதைப் புரிந்து கொள்ள இந்தக் கற்றலைப் பயன்படுத்தினேன். நான் பசுமைப் புரட்சியின் வன்முறை புத்தகத்தை எழுதினேன்.

மேலும் உணவு மற்றும் விவசாயத்தின் வன்முறையற்ற முறைகளை உருவாக்க உறுதிமொழி எடுத்தேன். இதைத்தான் 1984ல் இருந்து செய்து வருகிறேன்."

"விதைதான் வாழ்வின் ஆதாரம். விதை தான் உணவின் ஆதாரம். உணவு சுதந்திரத்தை பாதுகாக்க விதை சுதந்திரத்தை பாதுகாக்க வேண்டும்.

விதைகள் மீதான காப்புரிமையை எதிர்ப்பது எங்கள் நோக்கமானது. 150க்கும் மேற்பட்ட சமூக விதை வங்கிகள் உருவாக்கப்பட்டன.

தாவரங்கள், விலங்குகள், மற்றும் விதைகள் மனித கண்டுபிடிப்புகள் அல்ல என்பதை அங்கீகரிக்கும் சட்டங்களை எழுத உதவினேன்.

உயிர் திருட்டு, நமது பல்லுயிர் மற்றும் பூர்வீக அறிவுக்கான காப்புரிமை ஆகியவற்றில் வழக்குகளை எதிர்த்துப் போராடினோம்.

தொழில் துறையில் வளர்க்கப்படும் அதிக விளைச்சல் தரும் விதைகளை விட நாட்டு விதைகள் அதிக ஊட்டத்தைக் கொண்டிருப்பதாக புதிய ஆராய்ச்சி காட்டுகிறது. இவை ஊட்டச்சத்து காலியாகவும் நச்சுக்கள் நிறைந்ததாகவும் உள்ளன.

உலகின் பெரும்பான்மையான விவசாயிகள் பெண்கள் என்பதை நான் நன்கு தசாப்தங்களாக ஆராய்ச்சி மற்றும் செயல்பாடுகள் மூலம் உணர்ந்துள்ளேன். அவர்கள் உணவை உணவாக வளர்க்கிறார்கள். பண்டங்களாக அல்ல. அவர்கள் ஆரோக்கியத்திற்காக உணவை வளர்க்கிறார்கள்.

போர்கள் மற்றும் பஞ்சங்கள் மூலம் வெள்ளம் மற்றும் வறட்சி மூலம் அவர்கள் தங்கள் விதைகள் மற்றும் உணவுகளின் நினைவை உயிருடன் வைத்திருக்கிறார்கள்.

பூமி மற்றும் அதன் பல்லுயிர் நமது ஆரோக்கியம் மற்றும் ஊட்டச்சத்தை மீளுருவாக்கம் செய்வதற்கான மாற்றத்தை வழிநடத்தும் திறன் பெண்களுக்கு உள்ளது" என்று வந்தனா சிவா ஒரு பேட்டியின் போது விளக்கியுள்ளார்.

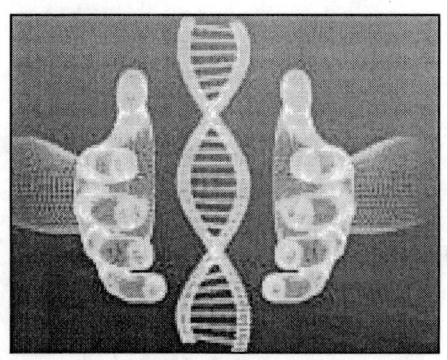

2. மரபியலும் மரபணு ஆராய்ச்சியும்

மரபியல் (Genetics) அல்லது பிறப்புரிமையியல் என்பது மரபணுக்கள், பாரம்பரியம் மற்றும் உயிரினங்களுக்கு இடையே யான வேறுபாடுகள் குறித்த அறிவியல் துறையாகும். நெடுங்கால மாகவே தாவரங்கள் மற்றும் விலங்குகளின் மரபுப் பண்புகள் பற்றிய விழிப்புணர்வு மனிதர்களுக்கு இருந்தது. அந்த அறிவே விவசாயத்தில், தாவரங்களிலும், கால்நடைகளிலும் தேர்வு இனப்பெருக்கம் (selective breeding) மூலம் அவற்றை முன்னேற்ற உதவியது.

இருப்பினும், 19 ஆம் நூற்றாண்டின் நடுப்பகுதியில் கிரிகோர் ஜோஹன் மெண்டல் (Gregor Johann Mendel) என்பவரின் மரபியல் சம்பந்தமான ஈடுபாட்டின் பின்னரே, நவீன மரபியலானது வளர்ச்சி யுற்று, முழுமையான ஆராய்ச்சிக்குட்படுத்தப்பட்டது. கிரீகர் மெண்டலுக்கு மரபியலின் அடிப்படை நுட்பங்கள் புரிந்திருக்கா விடினும், உயிரினங்களின் பாரம்பரிய இயல்புகளுக்குக் காரணம், பரம்பரையூடாகக் கடத்தப்படக் கூடிய ஏதோ சில அலகுகளே என்பதை அறிந்திருந்தார். அவையே பின்னர் மரபணு அல்லது பரம்பரை அலகு என அறியப்பட்டது.

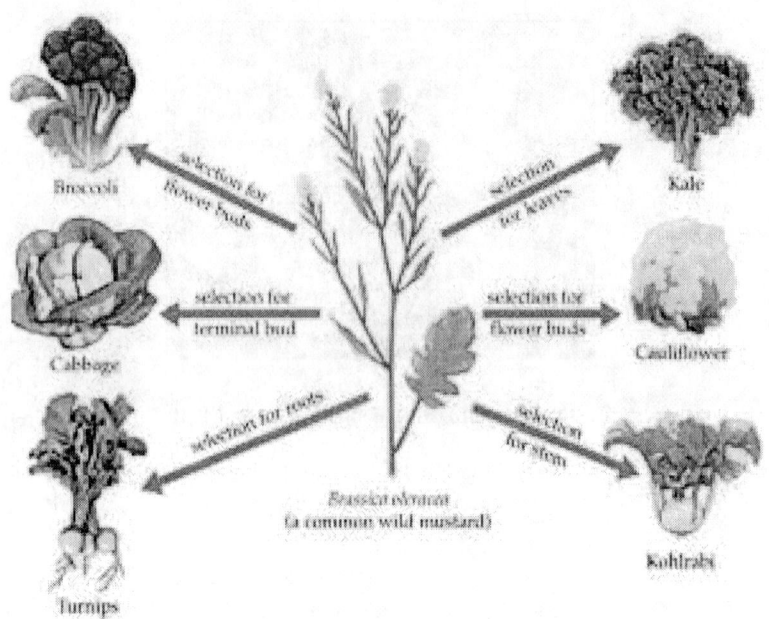

தற்காலத்தில், மரபணுக்கள் பற்றி ஆராய்வதற்கான முக்கிய கருவிகளையும், கோட்பாடுகளையும் மரபியல் ஆராய்ச்சி வழங்கு கிறது. சந்ததிகளூடாகக் கடத்தப்படக்கூடிய பாரம்பரிய இயல்புகள் யாவும் டி.என்.ஏ.யில் இருக்கும் மரபணுக்களில் நியூக்கிளியோட் டைடுக்கள் (Nucleotide) ஒழுங்குபடுத்தப்படும் வரிசை முறையில் தங்கியிருக்கும். டி.என்.ஏ யானது ஒன்றுக்கொன்று எதிர்நிரப்பு இயல்புடைய இரு இழைகளால் ஆனது. இந்த இழைகள் ஒவ் வொன்றும் தனித்தனியே ஒரு புதிய துணை இழையைத் தோற்று விக்கும் தன்மையைக் கொண்டிருப்பதனால், நகல் எடுக்கும் செயல்முறை மூலம், அவை சந்ததியூடாக இயல்புகளைப் பரம்பரை பரம்பரையாகத் தொடர்ந்து கடத்த உதவும்.

ஒரு உயிரினத்தின் தோற்றம் இயல்புகளைத் தீர்மானிப்பதில் மரபியல் மிக முக்கிய பங்கு வகித்த போதிலும், அந்த உயிரினத்தில் சூழல் ஏற்படுத்தும் தாக்கத்தைக் கொண்டே அந்த உயிரினத்தின் இறுதியான தோற்றம், இயல்புகள் தீர்மானிக்கப்படுகின்றன.

இந்த பூமி மனிதனுக்கானது மட்டுமல்ல, மனிதனால் படைக்கப் பட்டதும் அல்ல. இன்னும் சொல்லப்போனால் இந்த பூமியில் பல்வேறு உயிரினங்கள் தோன்றி பல கோடி ஆண்டுகளுக்குப் பிறகே மனித இனம் தோன்றியது. ஆனால் தனது ஆறாவது அறிவால் உலகில் உள்ள அனைத்து உயிரினங்களையும் கட்டுப்படுத்தும் ஆற்றலையும், சக்தியையும் மனிதன் பெற்றுள்ளான். இயற்கையாக நிகழும் பல்வேறு நிகழ்வுகளைக் கூட கட்டுப்படுத்தவோ, தள்ளிப் போடவோ, தடுக்கவோ முடியும் என்ற அளவிற்கு நவீன கால மனிதனின் அறிவியல் அறிவும் ஆற்றலும் வளர்ந்துள்ளதை யாராலும் மறுக்க முடியாது.

இத்தனை ஆற்றலை மனிதன் பெற்றாலும், இயற்கை நியதியை அவன் மீற நினைக்கும்போது அதனால் வரும் நிகழ்வுகளால் இந்த புவியில் வாழ்வியல் அமைப்பும், இயற்கை சமநிலையும் தவறுகிறது என்பது மட்டும் மறுக்க முடியாத உண்மை. இதில் மிக முக்கியமான ஒன்றாக பார்க்கப்படுவது மரபணு மாற்றம் குறித்த ஆராய்ச்சி. ஒவ்வொரு உயிரினத்தின் தோற்றத்திலும் மிக முக்கியப் பங்கு வகிப்பது அதன் மரபணுக்கள்தான். விலங்கோ, தாவர அல்லது மனித இனமோ எதுவாக இருந்தாலும் சரி, அதன் குணநலன்கள், பண்புகள், பரம்பரை பழக்க வழக்கங்கள், நோய்கள் உள்பட அனைத்தும் இந்த மரபணுக்கள் மூலமே தீர்மானிக்கப்படுகிறது.

மரபணு ஆராய்ச்சி

இதனால் மரபணு ஆராய்ச்சி குறித்த பார்வை அனைத்து உலக நாடுகளிலும் தீவிரமாக நடைபெறத் தொடங்கியது. முதலில் தாவரங்களில் மரபணு மாற்றம் செய்யப்பட்டது. அதாவது ஒரு விதையின் அடிப்படை பண்புகளை மாற்றாமல் மூலக்கூறுகளில் சில மாற்றங்களைச் செய்து அதன் வீரியத்தை அதிகப்படுத்துவதே மரபணு மாற்ற தொழில்நுட்பம். பாரம்பரிய சாகுபடி முறையை விட மரபணு மாற்றம் செய்யும் தொழில்நுட்பம் மூலம் சாகுபடியை பல மடங்கு அதிகரிக்க முடியும்.

குறிப்பாக, இந்தியாவில் மரபணு மாற்றம் செய்யப்பட்ட கத்தரிக்காய் அறிமுகம் செய்யப்பட்டது. இந்த கத்தரிக்காய் செடிகள்

பூச்சியின் தாக்குதலுக்கு உள்ளாகாத வண்ணம் மரபணு மாற்றம் செய்யப்பட்டது. மராட்டியத்தில் மரபணு மாற்றம் செய்யப்பட்ட பருத்தி விதைகள் அறிமுகம் செய்யப்பட்டு ஏராளமான விவசாயிகள் சாகுபடியும் செய்தனர்.

ஆனால் மரபணு மாற்றம் செய்யப்பட்ட கத்தரிக்காய் மற்றும் பருத்தி செடிகளால் மனிதர்களுக்கும், இயற்கை சூழலை பாது காக்கும் பல்லுயிர்களுக்கும் நோய்கள் உருவாகுவதாகவும், சுற்றுச் சூழல் கடுமையாக பாதிக்கப்படுவதாகவும் விவசாயிகள் மற்றும் சுற்றுச்சூழல் ஆய்வாளர்கள் கடுமையாக எதிர்த்தனர்.

இதேபோல் வரிசையாக மரபணு மாற்றம் செய்யப்பட்ட தக்காளி, கடுகு போன்றவை அறிமுகம் செய்யப்பட்டு விவசாயிகள் மற்றும் சூழலியலாளர்களால் கடுமையாக எதிர்க்கப்பட்டது. தக்காளி எளிதில் அழுகும் தன்மை உடையது. இதனால் ஆர்டிக் குளிரைத் தாங்கும் ஒரு மீனின் மரபணுவை எடுத்து அதில் வைத்தால், தக்காளி பல நாட்கள் அழுகாமல் அப்படியே இருக்கும் என ஆராய்ச்சி யாளர்கள் தெரிவித்தனர். ஆனால் இந்த தக்காளி, கடுகு போன்ற வற்றால் தயாரிக்கும் உணவுகளை உண்ணும்போது நமது உடலில் உள்ள நல்ல பாக்டீரியாக்கள் கடுமையாக பாதிக்கப்படுவதாக மருத்துவர்கள் தெரிவித்தனர். இதனால் காலப்போக்கில் இவற்றின் உபயோகத்திற்கு தடை விதிக்கப்பட்டது.

ஆனால் இப்போது மரபணு மாற்றம் குறித்த தொழில்நுட்பம் அடுத்த கட்டத்தை எட்டத் தொடங்கி உள்ளது. அதாவது விலங்குகள், தாவரங்களை வைத்து பரிசோதித்த ஆய்வாளர்கள் இப்போது மனிதனின் மரபணுவில் எவ்வித மாற்றத்தையும் ஏற்படுத்த முடியும் என்பதை நிரூபிக்க தொடங்கி உள்ளனர். மனிதர்களின் மரபணு பரிசோதனை மூலம் மருத்துவ சிகிச்சை அளிக்கும் நிலை உருவாகி இருக்கிறது. ஒருவர் ஆரோக்கியமாக இருப்பதற்கும், நோயால் பாதிக்கப்படுவதற்கும் அவரவரின் மரபணுக்களே முக்கிய காரணம். அதேபோல் ஒருவரின் நல்ல, கெட்ட குணநலன்களை தீர்மானிப் பதும் மரபணுக்கள் தான். உடலில் எண்ணற்ற செல்கள் உள்ளன. மனித செல்லின் உட்கருவுக்குள் 46 குரோமோசோம்கள் 23 ஜோடிகளாக உள்ளன.

ஒவ்வொரு குரோமோசோமும் டி.என்.ஏ மற்றும் ஹிஸ்டன் என்ற புரதத்தால் உருவாக்கப்படுகிறது. மனிதனின் உடல் வளர்ச்சிக்கும், உறுப்புகளின் செயல்பாட்டிற்கும் புரதமே மிகவும் முக்கியம். ஒவ்வொரு டி.என்.ஏ.வுக்குள்ளும் 30 ஆயிரம் மரபணுக்கள் உள்ளன. குழந்தைகள் பெற்றோரின் குணநலன்களை பெறுவதற்கு முக்கிய காரணம் இந்த ஜீன்கள் தான். ஒவ்வொரு மரபணுவும் ஒவ்வொரு விதமான பண்புகளை குழந்தைகளுக்கு எடுத்துச் செல்கிறது, அதேபோல் பரம்பரை நோய்கள் எனப்படும் மரபணு நோய்களுக்கும் ஜீன்களே காரணம்.

ஜீன் எடிட்டிங்

இந்த பரம்பரை நோய்களில் இருந்து மனிதர்களை எப்படி பாதுகாப்பது என்பதில்தான் மரபணு மாற்றம் குறித்த ஆராய்ச்சி வேக மெடுத்துள்ளது. அதாவது, ஒரு உயிரின் மரபணுவை நீக்குவது அல்லது மற்றொரு மரபணுவோடு சேர்ப்பது போன்ற தொழில் நுட்பம் 'ஜீன் எடிட்டிங்' அல்லது 'ஜீன் என்ஜினீயரிங்' என்று அழைக்கப்படுகிறது.

இதன் மூலம் நல்ல பண்புகளுக்கு காரணமான ஜீன்களை ஒருங்கிணைத்து புதிய கருவை உருவாக்க முடியும் என்கிறார்கள் மரபணு ஆராய்ச்சியாளர்கள். இதனால் நாம் விரும்பும் நல்ல பண்புகளை உடைய குழந்தைகளை உருவாக்குவது சாத்தியம் என்கிறார்கள்.

தாவரம் அல்லது விலங்கின் செல்களில் நோய் உருவாகுவதற்கு காரணமான மரபணுவை அடையாளம் கண்டு அதை மாற்றி அமைப்பதன் மூலம் அந்த உயிரினத்தை மரபணு நோயில் இருந்து பாதுகாக்க முடியும் என்பதே ஜீன் எடிட்டிங் தொழில்நுட்பமாகும். விலங்கு, தாவரம் மட்டுமல்ல, மனிதனுக்கும் இது சாத்தியம் என்கிறது நவீன மரபணு ஆராய்ச்சி. இதன் மூலம் மனிதனுக்கு ஏற்படும் பரம்பரை நோய்கள், ரத்தம் சம்பந்தப்பட்ட நோய்கள், புற்றுநோய் போன்ற கொடிய நோய்கள் வராமலேயே தடுக்க முடியும் என்கிறார்கள், ஆய்வாளர்கள், அதாவது, நோய்க்கு காரணமான மரபணுவை மாற்றம் செய்வதன் மூலம் இந்த நோய்கள் வராமலேயே தடுக்க முடியும்.

இயற்கைக்கு மாறான ஆராய்ச்சி

சீனாவைச் சேர்ந்த மருத்துவர் ஹீஜியாங் இதுபோன்று இரட்டை பெண் குழந்தைகளை எய்ட்ஸ் நோய் வராமல் தடுக்க அவர்களுக்கு மரபணு மாற்றம் செய்ததாகவும், அவர்கள் நோய் தாக்குதல் இல்லாமல் இருப்பதாகவும் தெரிவித்தார். அந்த சம்பவம் உறுதி செய்யப்படவே, இது இயற்கைக்கு மாறான ஆராய்ச்சி என தெரிவித்த சீன அரசு அந்த மருத்து வரையும், அவருக்கு உதவியாக இருந்தவர்களையும் கைது செய்து சிறையில் அடைத்தது, காரணம், மனிதர்களில் மரபணு மாற்றம் குறித்த ஆராய்ச்சிக்கு உலகம் முழுவதும் ஏராளமான கட்டுப்பாடுகள் உள்ளன.

இதுபோன்ற ஆராய்ச்சிகளை ஆய்வாளர்கள் குழந்தை உருவாக்க பயன்படுத்தாத செயற்கை கருத்தரித்தல் முறையில் உருவாக்கப் படும் கரு முட்டைகளை மட்டுமே பயன்படுத்த வேண்டும். ஆராய்ச்சிக்குப் பிறகு அந்த கரு முட்டைகளை அழித்து விட வேண்டும் என்ற விதிமுறைகள் கடுமையாக பின்பற்றப்பட்டு வருகின்றன.

காரணம், மனிதர்களின் மரபணு மாற்றம் என்பது இயற்கை நியதியை தாண்டிய விஷயமாகும். இந்த நவீன தொழில்நுட்பம் மூலம் எப்படிப்பட்ட குழந்தைகள் வேண்டும் என ஆர்டர் செய்து பெற்றுக் கொள்ள முடியும் என்ற அளவிற்கு வளர்ந்துள்ளது.

ஆரோக்கியமான குழந்தை

மரபணுவில் உள்ள மைட்டோகாண்டிரியா எனப்படும் இழை மணியில் கோளாறு இருந்தால் குழந்தைகள் நோயால் பாதிக்கப்படு கின்றன. எனவே கருத்தரிக்கும் போதே இந்த மரபணு குறை பாட்டை தடுக்க ஆரோக்கியமான பெண்ணின் சினை முட்டையில் இருக்கும் கரு மையப் பகுதியை, குறைபாடுள்ள பெண்ணின் சினை முட்டையில் பொருத்தி கருவுறச் செய்ய விஞ்ஞானிகள் முடிவு செய் துள்ளனர். இதுசம்பந்தமாக விலங்குகளிடம் நடத்தப்பட்ட பல்வேறு ஆய்வுகள் வெற்றி அடைந்ததை தொடர்ந்து, மனிதர் களுக்கும் செய்யலாமா? என விஞ்ஞானிகள் ஆர்வத்துடன் உள்ளனர்.

இந்த மருத்துவ தொழில்நுட்பம் காரணமாக பிறக்கும் குழந்தை யின் உடலில் 2 தாய் மற்றும் ஒரு தந்தையின் மரபணுக்கள் இடம் பெறும். பிறக்கும் குழந்தை பெண்ணாக இருந்தால் அதன் இழை மணியில் செய்யப்பட்ட திருத்தம் அதன் சந்ததிகளிடமும் தொடரும். மைட்டோகாண்ட்ரியா திருத்தம் ஒருமுறை நிகழ்ந்தால் அடுத்தடுத்து வழி, வழியாக வந்து கொண்டே இருக்கும்.

இயற்கைக்கு மீறிய செயலாக இது இருந்தாலும், ஆரோக்கியமான குழந்தைக்கு வழிவகுக்கும் என மருத்துவர்கள் நம்பிக்கை தெரிவிக் கிறார்கள். இருப்பினும் இந்த வகை மரபணு மாற்றத்திற்கு பல்வேறு தரப்பில் இருந்தும் எதிர்ப்புகள் வலுத்து வருகிறது. நல்ல நாள், நேரம் பார்த்து பிரசவத்தை அறுவை சிகிச்சை மூலம் செய்து குழந்தை பெற்றுக் கொள்ளும் பழக்கம் இப்போது பரவலாக இருந்து வருவது நாம் அனைவரும் அறிந்ததே.

அதேபோல் எனக்கு சிவப்பாக உள்ள குழந்தை வேண்டும், எனக்கு அறிவான குழந்தை வேண்டும், எனக்கு விளையாட்டுத் திறமை உள்ள குழந்தை வேண்டும் என பொருட்களை ஆர்டர் செய்வது போல் குழந்தைகளையும் மருத்துவர்களிடம் ஆர்டர் செய்து பெற்றுக் கொள்ளும் நிலை எதிர்காலத்தில் உருவானாலும் ஆச்சரிய மில்லை என்பதே மறுக்க முடியாத உண்மை.

குளோனிங் குழந்தைகள்

மரபணு மாற்றம் தொழில்நுட்பத்தில் விஞ்ஞானிகள் எப்படி வியத்தகு சாதனைகள் படைத்து வருகிறார்களோ, இதே போல் குளோனிங் தொழில்நுட்பத்திலும் பல்வேறு புரட்சிகள் செய்யப் பட்டு வருகின்றன. ஆண், பெண் செக்ஸ் செல்களுக்கு பதில் உடல் செல்லை (stem cell) வைத்து புதிய உயிர்களை உருவாக்குவதற்கு பெயர்தான் குளோனிங்.

இந்த முறையில் விலங்குகள் மற்றும் தாவரங்களை உருவாக்கிய விஞ்ஞானிகள் இப்போது மனிதர்களையும் உருவாக்க தொடங்கி உள்ளனர். முதன் முதலில் இங்கிலாந்து நாட்டைச் சேர்ந்த விஞ்ஞானி சர்ஜான் குர்டான் என்பவர் 1962 ஆம் ஆண்டு

'ஜெனோபாஸ்' என்ற தவளையின் ஸ்டெம் செல்லில் இருந்து ஒரு புதிய தவளையை உருவாக்கினார். பிறகு டாலி என்ற செம்மறி ஆட்டுக்குட்டி குளோனிங் முறையில் உருவாக்கப்பட்டது.

இதைத் தொடர்ந்து பூனை, நாய், எலி, குரங்கு மற்றும் ஓநாய் போன்ற விலங்குகள் குளோனிங் மூலம் உருவாக்கப்பட்டது. குளோனிங் தொழில்நுட்பத்தின் உச்சமாக அமெரிக்காவில் குளோன் எய்ட் ஆராய்ச்சி மையத்தில் முதன் முதலில் குளோனிங் முறையில் குழந்தை உருவாக்கப்பட்டது. பிரான்ஸ் நாட்டைச் சேர்ந்த பெண் விஞ்ஞானி பாஸ் செல்லியர் என்பவர் தலைமையிலான மருத்துவ ஆராய்ச்சிக்குழு இந்த சாதனையை நிகழ்த்தியது.

முதன் முதலில் உருவாக்கப்பட்ட இந்த குளோனிங் குழந்தை தாயின் செல்லில் இருந்து உருவாக்கப்பட்டது. தாயின் செல்லை எடுத்து கரு முட்டைக்குள் செலுத்தி கரு உருவாக்கம் செய்யப்பட்டது. பிறகு, அந்த கரு பெண்ணின் கரு முட்டைக்குள் வைத்து வளரச் செய்து குளோனிங் குழந்தை உருவாக்கப்பட்டது.

இந்த முறையில் பிறக்கும் குழந்தைகள் யாருடைய செல்லை எடுத்து கரு முட்டையில் செலுத்துகிறோமோ, அந்த நபரின் ஜெராக்ஸ் போல் உருவம் மற்றும் குணநலன்கள் இருக்கும். உருவத்தில் இரட்டையர்கள் ஒரே மாதிரி இருந்தாலும் குணநலன்களில் வேறு படுவார்கள். ஆனால் குளோனிங் குழந்தைகள் அப்படி இல்லை, யாரின் செல்லில் இருந்து குளோனிங் செய்யப்படுகிறார்களோ அவரின் நகலாகவே இருப்பதுதான் இதில் சிறப்பு அம்சம்.

◻

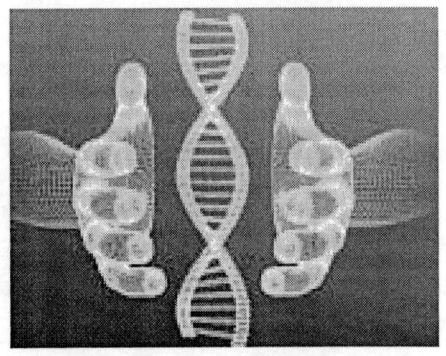

3. மரபணு மாற்றம் – நோக்கங்களும், தாக்கங்களும்

1996 இல், மரபணு மாற்றப்பட்ட (GM) பயிர்கள் 6 நாடுகளில் வளர்க்கப்பட்டன. 2009 ஆம் ஆண்டில், GM பயிர்களைப் பயன்படுத்தும் நாடுகளின் எண்ணிக்கை 25 ஆக அதிகரித்தது. 2019ஆம் ஆண்டு பயோடெக் பயிர்களின் வணிகமயமாக்கலின் 24 வது ஆண்டைக் குறிக்கிறது, மேலும் றூனி பயிர்களைப் பயன் படுத்தும் நாடுகளின் எண்ணிக்கை 29 ஆக அதிகரித்துள்ளது.

GM-மாற்றப்பட்ட பயிர்களின் சில எடுத்துக்காட்டுகள் கீழே பட்டியலிடப்பட்டுள்ளன.

- லார்வா பூச்சிகளை எதிர்க்கும் மரபணு மாற்றப்பட்ட சோளம்.
- ரவுண்டப் போன்ற களைக்கொல்லிகளை எதிர்க்கும் மரபணு மாற்றப்பட்ட சோயாபீன்ஸ்.
- மரபணு மாற்றப்பட்ட மக்காச்சோளம் - கால்நடை தீவனமாக, அதிக பிரக்டோஸ் கார்ன் சிரப்பாக பயன்படுத்தப்படுகிறது.
- மரபணு மாற்றப்பட்ட பருத்தி - இது மற்ற 9 நாடுகளுடன் இணைந்து இந்தியாவில் அங்கீகரிக்கப்பட்டுள்ளது.

- மரபணு மாற்றப்பட்ட கனோலா - சமையல் எண்ணெயாகவும், தொகுக்கப்பட்ட உணவுகளில் குழம்பாக்கியாகவும் பயன் படுத்தப்படுகிறது.

மரபணு மாற்றம் என்பது ஒரு உயிரினத்தின் மரபணுவில் டிஎன்ஏவைச் செருகுவதை உள்ளடக்கிய ஒரு தொழில்நுட்பமாகும். ஒரு GM ஆலையை உருவாக்க, புதிய DNA ஒரு தாவரத்தின் செல் களுக்கு மாற்றப்படுகிறது. இந்த செல்கள் பின்னர் திசு வளர்ப்பில் வளர்க்கப்படுகின்றன, அங்கு அவை தாவரங்களாக மாறுகின்றன. இந்த தாவரங்கள் உற்பத்தி செய்யும் விதைகள் புதிய டி.என்.ஏ. செருகுவதற்கான பொதுவான வழி மரபணு துப்பாக்கி முறையைப் பயன்படுத்துவதாகும். மற்ற மரபணு பொறியியல் நுட்பங்கள் எலக்ட்ரோபோரேஷன், மைக்ரோ இன்ஜெக்ஷன் மற்றும் அக்ரோ பாக்டீரியம். கீழே பட்டியலிடப்பட்டுள்ள 3 முக்கிய வகையான மரபணு மாற்றங்கள் உள்ளன.

- டிரான்ஸ்ஜெனிக் - தாவரங்களில் பிற இனங்களிலிருந்து பெறப் பட்ட மரபணுக்கள் செருகப்பட்டுள்ளன.

- சிஸ்ஜெனிக் - தாவரங்கள் ஒரே இனத்தின் மரபணுக்களைப் பயன்படுத்தி அல்லது நெருங்கிய தொடர்புடையவை.

- சப்ஜெனரிக் - மற்ற தாவரங்களின் மரபணுக்களை இணைக் காமல் ஒரு தாவரத்தின் மரபணு அமைப்பை மாற்றுதல்.

மரபணு மாற்றப்பட்ட பயிர்களுக்குப் பின்னால் உள்ள பல நோக்கங்கள் கீழே பட்டியலிடப்பட்டுள்ளன.

- அதிக மகசூல்
- மேம்படுத்தப்பட்ட ஊட்டச்சத்து மதிப்பு
- நீண்ட அடுக்கு வாழ்க்கை
- வறட்சிக்கு எதிர்ப்பை அதிகரிக்கும்
- பூச்சிகள், பூச்சிகளுக்கு எதிர்ப்பை அதிகரிக்கும்.
- களைக்கொல்லிகளுக்கு எதிர்ப்பு அதிகரித்தது.

முதல் ஐந்து GM வளரும் நாடுகள் :

- அமெரிக்கா (பயோடெக் பயிர்களின் சிறந்த உற்பத்தியாளர்)
- பிரேசில் (இரண்டாம் இடம்)
- அர்ஜென்டினா
- இந்தியா
- கனடா

இந்த நாடுகள் இணைந்து GM சாகுபடியில் சுமார் 90% பரப்பளவைக் கொண்டுள்ளன.

சோயாபீன், மக்காச்சோளம், பருத்தி மற்றும் களைக்கொல்லி சகிப்புத்தன்மை மற்றும் பூச்சி எதிர்ப்பைக் கொண்ட கனோலா ஆகியவை உலகம் முழுவதும் பயிரிடப்படும் முக்கிய GM பயிர்கள்.

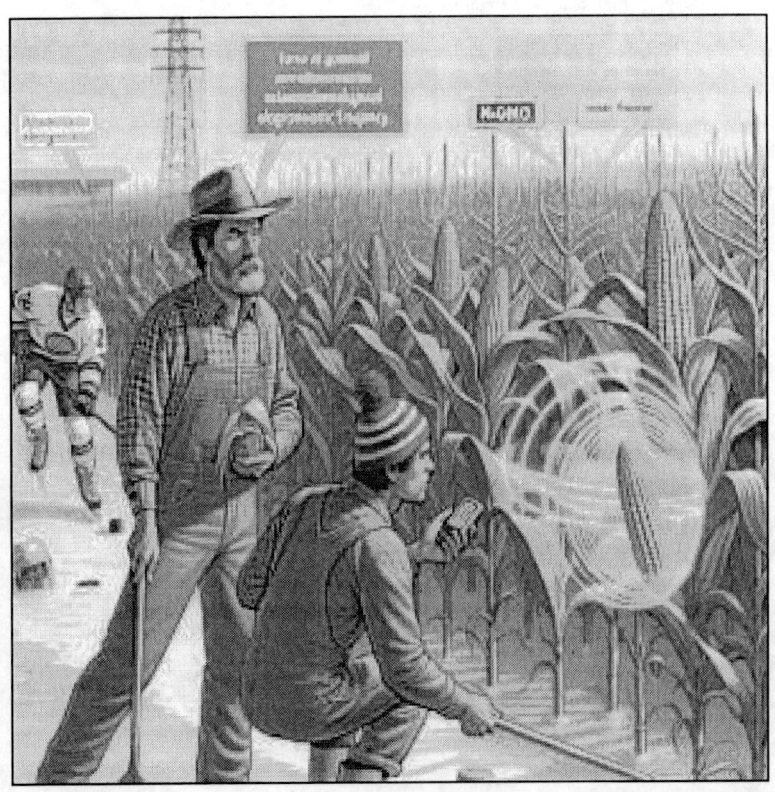

மரபணு மாற்றப்பட்ட பயிர்களின் தாக்கம்

23 ஆண்டுகளில் (1996-2018), ஏறக்குறைய 17 மில்லியன் விவசாயிகள், பெரும்பாலும் வளரும் நாடுகளில் இருந்து, பயோ டெக் பயிர்களை ஏற்றுக்கொண்டனர், இது அவர்களின் சமூக-பொருளாதார நிலையை மேம்படுத்தியது.

பொருளாதார நன்மைகளைத் தவிர, GM பயிர்களின் பயன்பாடு உணவுப் பாதுகாப்பு, நிலையான வளர்ச்சி மற்றும் காலநிலை மாற்றத்தைத் தணித்தல் ஆகியவற்றிற்கும் பங்களித்துள்ளது. அந்த நன்மைகள் :

- இது பயிர் உற்பத்தியை 822 மில்லியன் டன்கள் அதிகரித்தது;
- 231 மில்லியன் ஹெக்டேர் நிலத்தை சேமிப்பதன் மூலம் பல்லுயிரியலைப் பாதுகாத்தல்;
- GM பயிர்களின் தழுவல் 776 மில்லியன் கிலோ பூச்சிக்கொல்லிகளை சுற்றுச்சூழலுக்கு விடாமல் சேமிப்பதன் மூலம் பாதுகாப்பான சூழலை வழங்கியுள்ளது;
- GM பயிர்கள் CO_2 உமிழ்வை 23 பில்லியன் கிலோ குறைப்பதில் உதவிகரமாக உள்ளன, இது ஒரு வருடத்திற்கு (2018) 15.3 மில்லியன் கார்களை சாலையில் இருந்து எடுத்துச் சென்றதற்கு சமம்; மற்றும்
- மேலும், 16-17 மில்லியன் சிறு விவசாயிகள் மற்றும் அவர்களது குடும்பங்கள், மொத்தம் 65 மில்லியன் மக்கள் (2018) பொருளாதார நிலையை உயர்த்துவதன் மூலம் வறுமையைப் போக்க உதவுதல்.

மரபணு மாற்றப்பட்ட பயிர்களின் நன்மைகள் என்ன?

GM பயிர்களைப் பயன்படுத்துவதன் மூலம் வளர்ந்த நாடுகள் அனுபவிக்கும் நன்மைகள் :

- அதிக பயிர் விளைச்சல்
- விவசாய செலவுகள் குறைக்கப்பட்டது

- விவசாய லாபம் அதிகரிக்கும்
- பாதுகாப்பான சூழல்
- அதிக சத்தான உணவு

பூச்சி எதிர்ப்பு மற்றும் களைக்கொல்லி சகிப்புத்தன்மை போன்ற முதல் தலைமுறை பயிர்களின் அம்சங்கள் பண்ணை அளவிலான உற்பத்தி செலவுகளை குறைக்கும் திறனை நிரூபித்துள்ளன.

இரண்டாம் தலைமுறை GM பயிர்களின் அம்சங்கள் அதிகரித்த ஊட்டச்சத்து மற்றும்/அல்லது தொழில்துறை பண்புகளை உள்ளடக்கியது. இந்த பயிர்கள் நுகர்வோருக்கு அதிக நேரடி பலன்களைக் கொண்டுள்ளன.

வணிகமயமாக்கப்பட்ட இரண்டாம் தலைமுறை பயிர்களின் எடுத்துக்காட்டுகள் அடங்கும்.

- பழுப்பு நிறமற்ற ஆப்பிள்கள்
- சிராய்ப்பு இல்லாத மற்றும் குறைந்த அக்ரிலாமைடு உருளைக்கிழங்கு
- குறைந்த பைடிக் அமிலம் மற்றும் அதிகரித்த அத்தியாவசிய அமினோ அமிலங்கள் கொண்ட மக்காச்சோள வகைகள்
- சோயாபீன் மற்றும் கனோலாவிலிருந்து ஆரோக்கியமான எண்ணெய்கள்

ஆராய்ச்சி மற்றும்/அல்லது ஒழுங்குமுறை பைப்லைனில் உள்ள பிற GM பயிர்கள் பின்வருமாறு:

- இரும்பு, வைட்டமின் ஏ மற்றும் ஈ மற்றும் லைசின் ஆகிய வற்றால் செறிவூட்டப்பட்ட அரிசி
- அதிக ஸ்டார்ச் உள்ளடக்கம் மற்றும் இன்சுலின் கொண்ட உருளைக்கிழங்கு
- பூச்சி எதிர்ப்பு கத்திரிக்காய்
- மக்காச்சோளம், வாழைப்பழம், உருளைக்கிழங்கு ஆகிய வற்றில் உண்ணக்கூடிய தடுப்பூசிகள்

- ஒவ்வாமை இல்லாத கொட்டைகள்

மரபணு மாற்றப்பட்ட பயிர்களின் தீமைகள் என்ன?

அறிக்கைகளின்படி, மரபணு மாற்றப்பட்ட பயிர்களில் பல்வேறு தீமைகள் உள்ளன.

- ஒவ்வாமை, உணவுகளில் உள்ள பிற ஊட்டச்சத்து எதிர்ப்பு காரணிகள்
- நுண்ணுயிர் எதிர்ப்பிகளுக்கு எதிர்ப்பு
- புற்றுநோய்

மேற்கூறிய குறைபாடுகள் உறுதியானவை அல்ல, மேலும் அதிக வெளிச்சத்தை வீசுவதற்கு இன்னும் நிறைய ஆராய்ச்சிகள் தேவைப்படுகின்றன.

சுற்றுச்சூழல் நன்மைகள்

பூச்சிக்கொல்லி உபயோகத்தில் வியத்தகு குறைப்பு. GM தொழில் நுட்பம் ரசாயன பூச்சிக்கொல்லி பயன்பாட்டை 37 சதவீதம் குறைத்துள்ளது.

விவசாயத்தில் இருந்து வெளியேறும் கிரீன்ஹவுஸ் வாயு வெளி யேற்றத்தைக் குறைத்தல்.

சாத்தியமான அபாயங்கள்

- GM பயிர்கள் காட்டு உறவினர்களுடன் வெளியே கடந்து செல்வதன் மூலமாகவோ அல்லது வெறுமனே காடுகளில் தொடர்ந்து இருப்பதன் மூலமாகவோ புதிய களைகளை உருவாக்கலாம்.
- பி.டி பயிர்களின் பயன்பாடு பி.டிக்கு பூச்சி எதிர்ப்பு சக்தியை வளர்க்க வழிவகுக்கும்.
- இது மற்ற இலக்கு அல்லாத உயிரினங்களுக்கு சாத்தியமான அபாயங்களை ஏற்படுத்தலாம்.
- GM பயிர்களால் உற்பத்தி செய்யப்படும் நச்சுகளுக்கு பூச்சிகள் எதிர்ப்பை உருவாக்கும் திறன்

மரபணு மாற்றப்பட்ட பயிரின் உதாரணம் என்ன?

GM பயிர்களின் எடுத்துக்காட்டுகளில், லார்வா பூச்சிகளைக் கொல்லும் பாக்டீரியா பூச்சிக்கொல்லிக்கான மரபணுவைக் கொண்ட சோள வகைகள் மற்றும் ரவுண்டப் போன்ற களை-கொல்லிகளுக்கு எதிர்ப்புத் தெரிவிக்கும் ஒரு செருகப்பட்ட மரபணுவைக் கொண்ட சோயாபீன்ஸ் ஆகியவை அடங்கும்.

இதய நோயை எதிர்த்துப் போராட உதவும் அதிக வைட்டமின் ஈ உள்ளடக்கம் கொண்ட காய்கறிகள்; மற்றும் வளரும் நாடுகளில் பொதுவான ஊட்டச்சத்து குறைபாடுகளை தடுக்கும் வகையில் 'தங்க அரிசி' வைட்டமின் ஏ மற்றும் இரும்பு ஆகியவற்றைக் கொண்டிருக்கும் மரபணு ரீதியாக வடிவமைக்கப்பட்டுள்ளது.

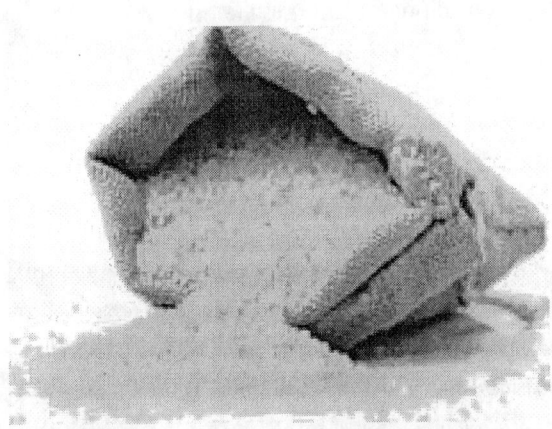

GMO களின் தீமைகள் என்ன?

(1) நமது சுற்றுச்சூழலுக்கு முக்கியமான மற்ற பூச்சிகளுக்கு இது ஆபத்தானது.
(2) விவசாயத் துறையை மாற்றுவதில் அக்கறை.
(3) சுற்றுச்சூழலை சேதப்படுத்துகிறது.
(4) தேவையற்ற எச்ச விளைவுகளை ஏற்படுத்துகிறது.
(5) அதிக களைகளை உருவாக்கலாம். பயிர் பன்முகத்தன்மையை அச்சுறுத்துகிறது.

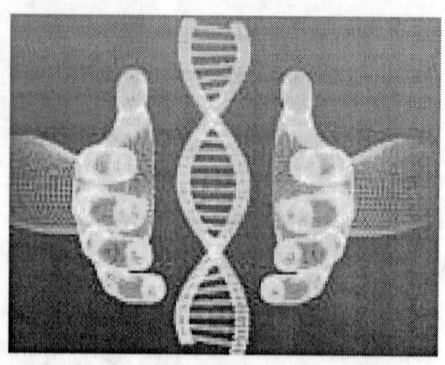

4. மரபணு மாற்றப்பட்ட உயிரினம்

மரபணு மாற்றப்பட்ட உயிரினம் (Genetically Modified Organism) (GMO) எனப்படுவது மரபணு பொறியியல் மூலம் மரபணுக்களை மாற்றி உருவாக்கப்பட்ட உயிரினம் ஆகும். 'இயற்கையாக அல்லாமல் செயற்கையாக ஓர் உயிரினத்தின் மரபணுப் பொருளில் (DNA) மாற்றங்கள் செய்யப்பட்ட உயிரினம்' என்று உலக சுகாதார அமைப்பு வரையறுக்கிறது. மரபணு மாற்றுவதன் மூலம் விரும்பத் தக்க உயிர் பண்புகளுடன் புதுவகை உயிரினங்களை உருவாக்க லாம். எடுத்துகாட்டு கடலில் கசியும் எண்ணெயை உண்ணும் நுண்ணுயிர். இன்னுமொரு எடுத்துக்காட்டு அதிக விளைச்சல் தரும் கோதுமைப் பயிர்.

மரபணு மாற்றுப் பயிர்

இன்று பயிரிடப்படும் பலவகைப் பயிர்கள் மரபணு மாற்றுப் பயிர்கள் தான். குறிப்பாக சோயா, தக்காளி, விதை அற்ற முந்திரி இவ்வாறு மரபணு மாற்றப்பட்டவை. குறைந்த உற்பத்திச் செலவு அல்லது அதிக விளைச்சல் தரக்கூடிய பக்க விளைவுகள் அற்ற மாற்றுப் பயிர்கள் சந்தையில் வரவேற்பைப் பெறுகின்றன.

மரபணு மாற்றுப் பயிர்கள் மீது விமர்சனங்கள்

மரபணு மாற்றப் பயிர்களை பெரும் நிறுவனங்கள் பரப்பி மரபு வழி வேளாண்மைக்கு குந்தகம் விளைவிக்கின்றனர் என்ற குற்றச் சாட்டு உண்டு. மேலும் ஒவ்வொரு முறையும் விதைக்க விதைகளை நிறுவனங்களிடம் பெற வேண்டிய கட்டாயம் இருக்கிறது. இந்த விதைகளை விவசாயி வேறு யாருக்கும் பகிர முடியாது. இவ்வாறு பொதுவில் இருக்கும் விதைகள் முழுமையாக நிறுவனங்களின் தனிச்சொத்தாக மாறக் கூடிய சாத்தியக்கூறு உண்டு.

இவற்றின் பாதுகாப்பு மதிப்பீடு பின்வரும் விடயங்களை ஆராய் கின்றது:

- நேரடியான உடல்நல விளைவுகள் (நச்சுத்தன்மை);
- ஒவ்வாமையைத் தூண்டும் போக்கு (ஒவ்வாமைப்பண்பு);
- ஊட்டம் அல்லது நச்சுத்தன்மையை உடையதாகக் கருதப்படும் குறிப்பிட்ட பகுதிகள்;
- உட்செருகப்பட்ட மரபணுவின் நிலைத்தன்மை;
- மரபணு மாற்றத்தால் விளைந்த ஊட்டச்சத்து விளைவுகள்;
- மரபணு உட்செருகலால் விளையக்கூடிய வேறு எதிர்பாராத விளைவுகள்.

சுற்றுச் சூழலில் ஏற்படுத்தும் பாதிப்புகள்

மரபணு மாற்றப்பட்ட உயிரிணத்திலிருந்து மரபணுக்கள் மகரந்தத்தின் வழியாக தன்னைச் சார்ந்த இனங்களை முற்றிலுமாக அழிக்கும் திறன் கொண்டது.

◻

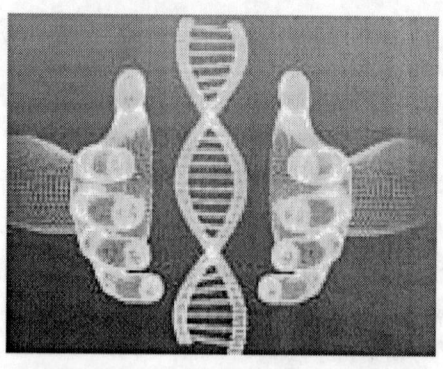

5. விஷத்தைப் பரப்பும் மரபணு மரண ஆராய்ச்சி

வேளாண்மையில் விஷத்தைப் பரப்பும் மரபணு மரண ஆராய்ச்சிக்கு மத்திய அரசு ஒப்புதல் தந்துவிட்ட சூழ்நிலையில், நாம் உண்ணும் பழங்கள், காய்கறிகள், பருப்பு, தானியங்களில் மெல்ல மெல்ல அணுசக்தி விஷமும் கதிர்வீச்சாகப் பரவத் தொடங்கி விட்டதை அறிந்தால் நம்மில் எவருக்கு இரவுத் தூக்கம் வரும்?

வேளாண்மையில் உற்பத்தியை உயர்த்த நாம் உண்ணும் அனைத்துப் பொருட்களிலும் விஷத்தை உருவாக்கும் புதிய உயிரித் தொழில்நுட்பம் உண்மையில் மனித உயிர்களைக்கொல்லும் நுட்பமாக மாறி வருவதை எவரும் கண்டு கொள்வதாகத் தெரியவில்லை.

இந்தியாவின் இரண்டாவது பசுமைப் புரட்சிக்கு இதுவே வழி என்று பதில் கூறி எல்லா பாதுகாப்பு விதிகளையும் புறம் தள்ளிவிட்டு தலைவிரி கோலமாக மரபணு மாற்றம் எனும் இரண்டாவது விஷப் பரவலுக்கு தயாராகி விட்டது நம் நாடு.

இரண்டாவது விஷப் பரவல் என்பது என்னவென்று தெரியுமா?

காற்று மூலம் மரபணு மாற்றப் பயிர்களின் மலர்களிலிருந்து

வெளிப்படும் மகரந்தப் பொடி காற்றில் பரவாமல் இருக்க மரபணு மாற்றச் சோதனை வயல்களுக்காக ஒதுக்கப்பட்ட நிலத்தில் ஒரு குறிப்பிட்ட நிலப்பரப்பில் மரபணு மாற்றம் செய்யப்படாத பயிர்களைப் பயிர் செய்து அந்த இடத்துக்கும் அப்பால் உள்ள தனியார் பொது நிலங்களில் மரபணு மாற்ற துகள் பரவாத படி கவனிக்க வேண்டும்.

இந்தியாவில் சுமார் 400 மரபணு மாற்றச் சோதனை வயல்கள் என்ற போர்வையில் மரபணு விஷத்துகள்களைப் பரவவிட்டு, நமது இயற்கையான பாரம்பரிய ரகங்களை முற்றிலும் அழித்து விட்டு, இனி எந்த விதை என்றாலும் மரபணு மாற்ற விதை மட்டுமே அங்காடியில் விற்கப்பட வேண்டும் என்ற வெறித்தனம் விதை நிறுவனங்களுக்கு விலை போய்விட்ட விஞ்ஞானிகளிடம் உள்ளது.

இந்தியாவுக்குள் மரபணு மாற்ற விஞ்ஞானம் வந்து விடக் கூடாது என்ற கொள்கையுடன் போராடிக் கொண்டிருக்கும் வேளாண்மைச் சூழலியல்வாதிகளுடனும், விழிப்புணர்வுள்ள இயற்கை விவசாயி களுடனும், அரசியல்வாதிகளும் சேர்ந்துள்ளது நல்ல திருப்பம்.

பசுமைப் புரட்சியின் அலங்கோலத்தால் வீரியரக விதை, ரசாயன உரம், உயிர்க்கொல்லிப் பூச்சி மருந்துகள் காரணமாக விஷப்பரவல் மண், மனிதன், பறவை, விலங்கினம் என்று நமது உயிர்ச்சூழலே நோயுற்றது அதிலிருந்து நாம் மீள்வதற்குள் மரபணு மாற்றம் என்ற அடுத்த விஷம் தயாராகிவிட்டது.

வாழ்வதெல்லாம் வைத்தியத்துக்கே என்ற அவலம் நம்மைச் சூழ்ந்து விட்டது.

மரபணு மாற்றம் என்பது பல புதிய அயல் அணுக்களைத் தோற்று விக்கும். பன்முகமான விஷப் பரவலைத் தோற்றுவித்து அதனால் கல்லீரல், சிறுநீரகம், கணையம், இதயம், ரத்தக்குழாய் எல்லாம் பழுதுபடும். புற்றுநோய் என்ற அபாயமும் உண்டு.

இந்தியாவில் நாம் தினமும் உண்ணக்கூடிய பொருள்களில் மரபணு மாற்றம் செய்த விதைப் பயன்களின் விபரங்களை அறிந்தால் மூச்சு நின்று மூர்ச்சையாகி விடுவோம்.

இந்தியாவில் ஏறத்தாழ 400 ஆராய்ச்சி அமைப்புகள் எந்த விதமான பாதுகாப்பு விதிகளையும் கையாளாமல் மரபணு மாற்றச் சோதனையில் ஈடுபட்டு வருகின்றன.

அரிசி, கோதுமை, மக்காச்சோளம், துவரை, உளுந்து, கொண்டைக் கடலை, தட்டாம் பயிறு, கேழ்வரகு, கம்பு, மிளகு, ஏலக்காய், பிராமி, தேயிலை, கரும்பு, பருத்தி, சோளம், நிலக்கடலை, சோயா, கடுகு, சணல், மூங்கில், ஆமணக்கு, ரப்பர், புகையிலை உள்ளிட்ட 74 பயிர் வகைகளில் மரபணு ஆய்வுகள் நிகழ்த்த அனுமதிக்கப் பட்டுள்ளதாக கூறப்படுகிறது.

மத்திய அரசின் பயோ டெக்னாலஜி துறை மானியம் வழங்கி மரபணு ஆய்வை ஊக்குவிக்கிறது.

விஷ மகரந்தப் பரவல் வேலையைக் காண்பித்தால் பூக்கும் தாவரங்கள், தேன் எல்லாம் விஷமாகும். மலட்டு மகரந்தங்கள் மற்ற பயிர்களுக்குப் பரவி தாய்மைப் பண்புள்ள பயிர்கள் எல்லாம் வீரியம் இழந்த காளைகளைப் போலாகி விடும்.

மத்திய அரசின் ஆதிக்கத்தை ஏற்கும் சுயநலப் பண்புகள் பல மாநில அரசுளிடமும் இன்று ஓங்கி உள்ளதால் மரபணு மாற்றப் பயிர்களின் சோதனை வயல்கள் பொறுப்பற்ற சில வேளாண்மை விஞ்ஞானி களின் பிடியில் சிக்கி உள்ளன.

ஒரு விதையின் அடிப்படைப் பண்புகள் எதையும் மாற்றாமல், அதனுடைய மூலக்கூறுகளில் தங்களுக்கு தேவையான சில மாற்றங் களைச் செய்து அதனுடைய வீரியத்தை அதிகரிக்கச் செய்வதே மரபணு மாற்றம்.

மரபணு மாற்றப்பட்ட பயிர்களிலிருந்து பெறப்படும் உணவானது, பழமையான முறையினால் பெறப்படும் உணவிலிருந்து மாறுபட்டு மனிதருக்கு அதிக உடல் நலத்தீங்கு விளைவுகள் எதனையும் தருவ தில்லை என்று அறிவியல் கருத்தொற்றுமை இருக்கின்ற போதிலும், இவ்வகைப் பயிர்களால் விவசாயிகளுக்குச் சில சூழலியல், பொருளியல் நன்மைகளும் கிடைக்கும் என்று கூறப்படுகின்ற போதிலும் இத்தொழில்நுட்பத்தின் அளவுக்கதிகமான பயன்

பாடானது நன்மையை விட தீமைகளையே தரும் எனக் கூறப்படு கின்றது.

மரபணு மாற்றப்பட்ட பயிர்கள் குறித்த பல விமர்சனங்கள் எழுந்த வண்ணமே உள்ளன. இவற்றினால் எழும் உடல்நலக் குறைகள் தொடர்பில் முழுவதும் அறியப்படாத நிலையில் இப்பயிர்களில் இருந்து பெறப்படும் உணவினால் கிடைக்கும் பாதுகாப்பற்ற தன்மை குறித்து எதிர்க் கருத்தாளர்கள் கேள்வி எழுப்புகின்றனர்.

உலக மக்களின் உணவுத் தேவையைப் பூர்த்தி செய்வதற்கு இத்தகைய பாதுகாப்பற்ற பயிர்ச் செய்கை அவசியம்தானா என்ற கேள்வியும் எழுந்துள்ளது. இவற்றின் சூழலியல் மற்றும் பொருளியல் சார் கவலைகளும் வெளியிடப்படுகின்றன.

மனித இனத்திற்கு மரபணு மாற்றப் பயிரிலிருந்து பெறப்படும் உணவினால் விளையக் கூடிய தீங்கான விளைவுகள் எதுவும் இதுவரை அறிக்கையுடன் வெளியிடப்படவில்லை எனக் கூறப்படு கிறது.

மரபணு மாற்றுப் பயிரிலிருந்து பெறப்படும் உற்பத்திப் பொருட்கள் சந்தையில் வரும் போது அவை மரபணு மாற்றுப் பயிர் உற்பத்தி என அடையாளமிடப் பட வேண்டும் என உலகின் பல நாடுகள் முடிவு எடுத்துள்ளன. இவ்வாறான அடையாளமிடப்படுவதால் நுகர்வோர் தாமே இந்த உணவைப் பயன்படுத்துவதா இல்லையா என்ற முடிவை எடுக்க முடியும்.

இவ்வாறான அடையாளமிடும் முறை ஐரோப்பிய ஒன்றியத்தில் இணைந்திருக்கும் 15 நாடுகள் மற்றும் ஜப்பான், ரஷ்யா, ஆஸ்திரேலியா, வளர்ச்சியடைந்த நாடுகள் உட்பட 64 நாடுகளில் நடைமுறையில் உள்ளதாக கூறப்படுகிறது. அதே நேரத்தில் ஐக்கிய அமெரிக்காவில் இதற்குரிய சட்டம் எதுவும் இல்லை என்றும் அறியப்படுகிறது.

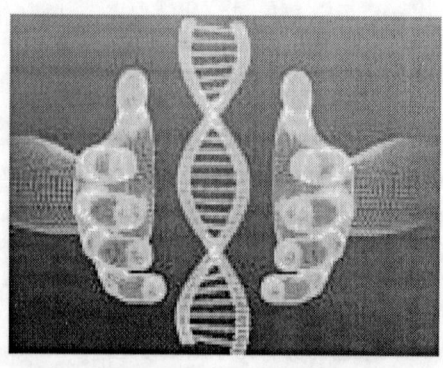

6. மரபணு பொறியியலால் யாருக்கு நன்மை?

மரபணு பொறியியல் (Genetic engineering) அல்லது மரபணு மாற்றமைவு (Genetic Modification) அல்லது மரபணு கையாளுகை (Genetic manipulation) என்பது உயிரித் தொழில்நுட்பத்தைப் பயன் படுத்தி, ஒரு உயிரினத்தின் மரபணுவை நேரடியாக கையாளுதல் ஆகும். இந்த முறையில் உயிரணுக்களின் மரபியல் அமைப்பானது பல தொழில்நுட்பங்களைப் பயன்படுத்தி மாற்றப்படுகின்றது. மரபணுக்களை ஒரே இனத்திற்குள்ளேயோ அல்லது வேவ்வேறு இனத்திற்கிடையிலேயோ இடமாற்றம் செய்வதனால், ஒரு இனத்தை முன்னேற்றவோ, அல்லது ஒரு புதிய இனத்தை உருவாக் கவோ செய்வதும் மரபணுப் பொறியியலில் அடங்கும்.

கலப்பு டி.என்.ஏ (en:Recombinant DNA) முறையைப் பயன்படுத்தி விரும்பத்தக்க மரபியல் பொருண்மத்தை தனிப்படுத்துவதால், அல்லது பிரதி செய்வதனாலோ அல்லது செயற்கை முறையில் டி.என்.ஏ.யைத் தயாரிப்பதனாலோ புதிய டி.என்.ஏ யை உருவாக்க லாம். அப்படியாக உருவாக்கப்படும் புதிய டி.என்.ஏ துண்டத்தை, இன்னொரு உயிரினத்தின் டி.என்.ஏ.யுடன் இணைத்து விடலாம்.

இந்த இணைப்பு எழுந்தமானமாக ஒரு இடத்திலோ அல்லது குறிப்பிட்ட இலக்கு குறிக்கப்பட்ட இடத்திலோ இணைக்கப்படலாம். இணைத்தல் செயல்முறையால் மட்டுமல்லாமல், குறிப்பிட்ட ஒரு மரபணுப் பகுதியை நீக்குவதன் மூலமும் (en:Gene knockout) மாற்றத்தை ஏற்படுத்தி, புதியவகை மரபியல் இயல்புகளைப் பெறலாம்.

இவ்வாறு மரபணுப் பொறியியலுக்கு உட்படுத்தலின் மூலம் உருவாகும் உயிரினம் மரபணு மாற்றமைவுக்கு உட்படுத்தப்பட்டதாகக் கருதப்படுவதுடன், மரபணு மாற்றப்பட்ட உயிரினம் என அழைக்கப்படும். *1973* இல், முதன் முதலில் Herbert Boyer, Stanley Cohen ஆகியோர் இவ்வாறான ஒரு பாக்டீரியாவை உருவாக்கினர். *1974* இல் Rudolf Jaenisch என்பவர் ஒரு மரபணு மாற்றப்பட்ட எலியை உருவாக்கினார். *1976* இல் தொடங்கப்பட்ட ஜீனன்டெக் என்ற நிறுவனம் மனிதப் புரதங்களை மரபணுப் பொறியியல் தொழில்நுட்பத்தைப் பயன்படுத்தித் தயாரிக்க ஆரம்பித்தது. *1978*இல் இம்முறையால் இன்சுலின் தயாரிக்கப்பட்டது. *1982* இல் இன்சுலினை உருவாக்கும் மரபணு மாற்றப்பட்ட பாக்டீரியா வணிக ரீதியில் விற்பனைக்கு உட்படுத்தப்பட்டது.

பூச்சிகளின் தாக்கத்திற்கு எதிர்ப்பு காட்டக்கூடிய தக்காளி இனம் *1994* இல் உருவாக்கப்பட்டது. இது மரபணு மாற்று உணவு எனப்படும். குளோ மீன் (GloFish) என்று அழைக்கப்படும் ஒளிரும் மீனானது, மரபணு மாற்று உயிரினமாக உருவாக்கப்பட்டு, அமெரிக்காவில் *2003* இல் விற்பனைக்கு வந்தது. வளர்ச்சிக்குரிய இயக்குநீர் மாற்றம் ஏற்படுத்தப்பட்ட சல்மன் (salmon) மீன் *2016* இல் விற்பனைக்கு வந்தது.

இந்தத் தொழில்நுட்பமானது ஆராய்ச்சி, மருத்துவம், தொழிற்சாலை உயிரித் தொழில்நுட்பம், வேளாண்மை போன்ற பல்வேறு தளங்களில் பயன்பாட்டில் இருக்கிறது. ஆராய்ச்சியில், தொழிற்பாடுகளின் இழப்பு, தொழிற்பாடுகளின் சேர்க்கை போன்றவற்றின் ஊடாக மரபணுக்களின் தொழிற்பாடு, அவற்றின் வெளிப்பாடு போன்றவற்றை அறிய இந்தத் தொழில்நுட்பம் உதவுகின்றது. சில

நிலைகளுக்குக் காரணமான சில மரபணுக்களைத் தொழிற்படாமல் செய்வதன் மூலம் (knocking out genes), மனிதரில் ஏற்படும் சில நோய்களுக்கான மாதிரி விலங்கு உயிரினங்களை உருவாக்க இத்தொழில் நுட்பம் பயன்படுகின்றது. இயக்குநீர், நோய்த்தடுப்பு மருந்து, மேலும் சில வகை மருந்துகளை உருவாக்க இது பயன்படுவதுடன், மரபணுக்கள் காரணமாக ஏற்படும் நோய்களில் இருந்து குணமடைய மரபணு சிகிச்சை அளிக்கவும் இம்முறை உதவுகின்றது.

கூடிய உற்பத்தி தரும் விதைகள், பழுதடையா காய்கறிகள், மரபணு மாற்றப்பட்ட உயிரினம், செயற்கை உடல் உறுப்புகள், செயற்கை இன்சுலின் உருவாக்கம் என பல தரப்பட்ட பயன்பாடுகள் மரபணு பொறியியலுக்கு உண்டு. இது இன்னும் வளர்ச்சி பெற்று வரும் ஒரு தொழில்நுட்பம். பல வழிகளில் இது நல்ல முறையில் பயன்பட்டாலும், சில பக்க விளைவுகளும் உண்டு. எடுத்துக்காட்டாக புதிய வகை உயிரினங்களை உருவாக்கும் பொழுது, அவை சில வேளைகளில் சூழ்நிலை மண்டலங்களுக்கு ஏற்பு இல்லாமல் போகலாம். இன்னுமொரு எடுத்துக்காட்டு இவ்வாறு மாற்றப்பட்ட சில மரக்கறிகள் நீண்ட நாட்கள் நல்ல

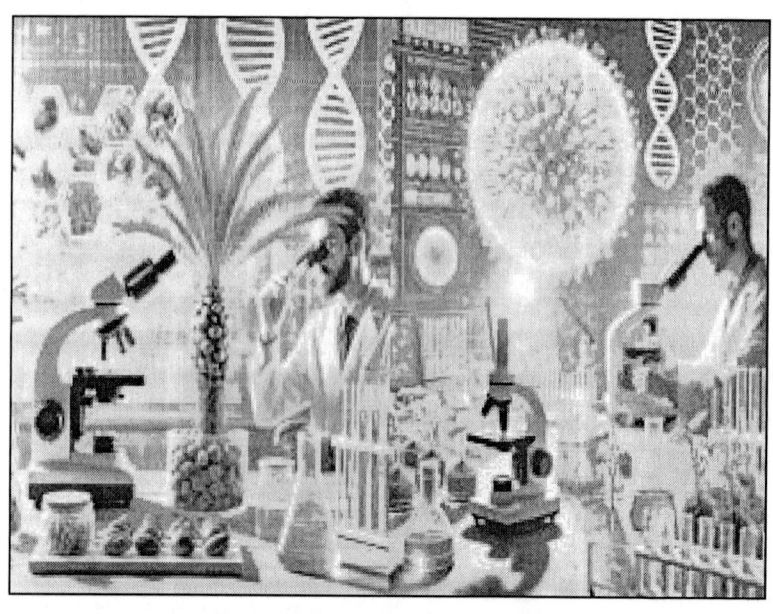

நிலையில் இருந்தாலும் அவற்றின் சுவை சற்று குறைந்துள்ளதாக கூறப்படுகிறது.

மரபணு பொறியாளர்கள் சிலபோது, நீர்ப்பாசனம், வடிகால், பாதுகாத்தல், சுகாதாரம் போன்றவற்றை ஈடுசெய்யக்கூடிய மரபணு மாற்ற தாவரங்களை உருவாக்கலாம் அல்லது விளைச்சலை தக்க வைத்துக் கொள்ளவோ, அதிகரிக்கவோ செய்யலாம். இதுபோன்ற உருவாக்கங்கள் சாதாரணமாக உலர்ந்தும், தொடர்ந்து நீர்ப் பாசனம் தேவைப்படுவதாகவும் உள்ள பகுதிகளிலும், பெரிய அளவிலான பண்ணைகளிலும் தொடரலாம். இருப்பினும், தாவரங் களின் மரபணு பொறியியல் முரண்பாடுள்ளது என்பதையே நிரூபித்துள்ளது. உணவுப் பாதுகாப்பையும், சுற்றுச்சூழல் தாக்கங் களையும் சூழ்ந்துள்ள பல பிரச்சனைகளும் மரபணு மாற்ற முறைகள் குறித்தே எழுந்துள்ளன.

மலட்டு விதைகளை உருவாக்கும் மரபணு ரீதியில் மாற்றப் பெற்ற அழிப்பு விதைகள் போன்ற மரபணு மாற்றமுறைகளை குறித்து சூழலியலாளர்களும், பொருளாதார நிபுணர்களும் கேள்வி எழுப்பி யுள்ளனர்.

நோய் எதிர்ப்பு விதைகள் தற்போது கடுமையான சர்வதேச எதிர்ப்பையும், உலகளவில் தடை செய்வதற்கான தொடர் முயற்சி களையும் எதிர்கொள்கிறது.

மற்றொரு முரண்பாடான பிரச்சனை, மரபணு மாற்ற விதையை உருவாக்கும் நிறுவனங்களுக்கு வழங்கப்பட்டுள்ள காப்புரிமை பாதுகாப்பு ஆகும். நிறுவனங்கள் தங்கள் விதைகளுக்கான அறிவு சார் உரிமையைப் பெற்றிருப்பதால், தங்கள் காப்புரிமை பெற்ற தயாரிப்பிற்கான விதிகள் மற்றும் நிபந்தனைகளை அறிவிக்கும் அதிகாரத்தைப் பெற்றிருக்கின்றன. தற்போது, உலகின் விதை விற்பனையில் மூன்றில் இரண்டு பங்கை பத்து விதை நிறுவனங்கள் கட்டுப்படுத்துகின்றன. இந்த நிறுவனங்கள் வாழ்க்கையை காப்புரிமை செய்வதாலும், லாபத்திற்காக உயிர்ப்பொருள்களை பயன்படுத்திக் கொள்வதாலும் உயிர்மத் திருட்டு என்ற குற்றத்தை செய்பவர்கள் என வாதிடுகிறார்கள். காப்புரிமை பெற்ற விதையைப்

பயன்படுத்தும் விவசாயிகள் அதற்கடுத்து பயிரிடுவதற்காக அவற்றை சேமித்து வைப்பதிலிருந்து தடுக்கப்படுகிறார்கள், அது விவசாயி களை ஒவ்வொரு ஆண்டும் புதிய விதைகளை வாங்கும் நிலைக்கு ஆளாக்குகிறது.

பெரும்பாலான பயிர்களில் சாகுபடி செய்யும்பொழுதே அடுத்த முறைக்கான விதை நமக்குக் கிடைத்து விடுகிறது. ஆனால், மரபணு மாற்றப்பட்ட பயிர்களில் இது நிகழ்வதில்லை. ஒவ்வொரு முறையும் விதைகளை பணம் செலுத்தித்தான் பெற வேண்டும். வளர்ந்த நாடுகளிலும், வளரும் நாடுகளிலும் விதை சேமிப்பு என்பது விவசாயிகளுக்கு ஒரு பாரம்பரியமான முறையாக இருப்பதால், மரபணு மாற்ற விதைகள் அவர்களது விதை பாதுகாப்பு முறையி லிருந்து ஒவ்வொரு ஆண்டும் புதிய விதை வாங்கும் முறைக்கு மாற சட்டப்பூர்வமான முறையில் கட்டாயப்படுத்துகிறது. ஆரம்பத்தில், இவற்றைப் பயிரிட குறைவான கட்டணம் போதும் என்று சொல்லும் நிறுவனங்கள், பிற்காலத்தில் கட்டணத்தை உயர்த்தினால், அதைச் செலுத்துவதைத் தவிர வேறு வழி இல்லை. இதில் யார் யாரிட மிருந்து விதைகளை வாங்குகிறார்கள் என்பது தான் அந்நாட்டின் பொருளாதாரத்தை நிர்ணயிக்கிறது. இதனால் பொருளாதாரம் மட்டும் அல்ல, காலப்போக்கில் அந்நாட்டை விவசாய அடிமை களாக்கவும் (Agricultural labour) சாத்தியக்கூறு உள்ளதாகவும் வேளாண் ஆர்வலர்கள் கருத்துத் தெரிவித்துள்ளனர். விதையானது ஒருமுறை மரபணு மாற்ற மூலப்பொருளை பெற்றது என்றால், மரபணுமாற்ற மூலப்பொருளின் காப்புரிமையைப் பெற்றுள்ள விதை நிறுவனத்தின் நிபந்தனைகளுக்கு உட்பட்டதாகி விடுகிறது.

மரபணுப் பொறியியலின் நன்மைகளும், தீமைகளும் :

நன்மைகள்

மரபணுப் பொறியியல் என்பது உயிரித் தொழில்நுட்பத்தின் ஒரு பிரிவாகும். இது தாவர நோய்கள் மற்றும், பூச்சிகளினால் விவசாயி களுக்கு ஏற்படும் பாதிப்பைக் குறைக்கிறது. மரபணு ரீதியில் மாற்றப் பட்ட உயிர்மப்பொருள் என்பவை சாதாரணமாக மறுகலப்பு செய்யப்பட்ட டி.என்.ஏ. தொழில்நுட்பம் எனப்படும் மரபணுப்

பொறியியல் உத்திகளைக் கொண்டு மரபணு மூலப்பொருள்களை மாற்றியமைக்கப்படும் உயிர்ப்பொருள்களாகும். இதன் முதன்மை நோக்கம் கீழ்க்காணும் நன்மை பயக்கும் பண்புகளைக் கொண்ட அயல் மரபணுக்களைப் பெற்ற தாவரங்களை உருவாக்குவதாகும்.

- நோய்/பூச்சி/களைகள் எதிர்ப்புத் திறன் கொண்ட தாவரங்கள்.
- மேம்பட்ட ஒளிச்சேர்க்கைத் திறன் கொண்ட தாவரங்கள்.
- நைதரசன் பசளையைப் பெறுவதற்காக, சிறப்பாக நைதரசன் நிலைப்படுத்தல் செய்யக்கூடிய தாவரங்கள்.
- அளவில் பெரிதான சேமிப்புப் பகுதிகளான பழங்கள், காய்கறிகள், விதைகள்.
- இதய நோயாளிகளுக்கேற்ற மிகைப்படுத்தப்படாத கொழுப்பு அமிலங்களைக் கொண்ட எண்ணெய் வித்துக்கள்.
- நோய் எதிர்ப்புப் பொருள், மிகைப்படுத்தப்பட்ட மாவுப் பொருள் மற்றும் உயிர்ச்சத்து ஏ கொண்ட உருளைக்கிழங்கு.
- மரபு மற்றம் செய்யப்பட்ட (Genitically Modified) விதைகள், உயிரி உரங்கள் மற்றும் உயிரி எரிபொருள்கள் ஆகியவை.

மரபணுப் பொறியியல் பயிர் வளர்ப்பவர்களுக்கு புதிய பயிர்களுக் கான, விரும்பிய விதை முளைகளை உருவாக்கிக் கொள்வதற்குப் பயன்படுத்திக் கொள்ளும் விதத்தில் மரபணுகள் கிடைக்கச் செய் வதை ஊக்குவிக்கிறது. 1960 ஆம் ஆண்டுகளில் இயந்திரமய உருளைக்கிழங்கை அறுவடையாளர்கள் உருவாக்கிய பிறகு, விவசாய விஞ்ஞானிகள் இயந்திரமயமாக கையாளுவதற்கு ஏற்ற வகையில் அதிக எதிர்ப்புத் திறனுள்ள உருளைக்கிழங்குகளை மரபணு ரீதியில் மேம்படுத்தியுள்ளனர். மிகச் சமீபத்தில், உலகின் பல்வேறு பகுதிகளிலும், பிற பயன்தரும் தன்மை கொண்ட வற்றோடு பயிர்களை உருவாக்கும் விதமாக மரபணுப் பொறியியல் பயன்படுத்தப்படுகிறது.

கத்திரிக்காய், அரிசி, சோயா பீன்ஸ், காப்பி, மிளகு, காலி பிளவர், முட்டைக்கோஸ் பட்டாணி, முலாம்பழம், உருளைக்கிழங்கு, நிலக்கடலை, வெண்டை, வள்ளிக்கிழங்கு, கூவைக்கிழங்கு,

ஏலக்காய், மொச்சை, மாதுளை பருத்தி, சணல், உதட்டுச் சாயத்திற் கான செவ்வண்ணம் தரும் உலர் குங்குமபப்பூ போன்றவை மரபணு முறையில் மாற்றியமைக்கப்பட்ட சில தாவரங்களாகும்.

தீமைகள்

எண்ணற்ற நன்மைகள் பெற்றப்பட்டாலும் சமூக நெறிமுறை களுக்கு ஏற்ற மரபணு தொழில்நுட்பங்களுக்கு குறிப்பிட்ட முன்னேற்றம் காணும்போது எதிர்பாராத வகையில் உயிர்க்கொல்லி நோய்கள் அல்லது மரபணு பேருருத் தன்மைக்குக் காரணமான சில புதிய நச்சுக்கிருமிகள் உருவாகக்கூடும்.

சில கட்டுப்பாட்டுடன் கூடிய பரிசோதனைத் தளங்களின் (Controlled experiments) மூலமாக ஆய்வு செய்ததில், மரபணு மாற்ற விதைகளைப் பயன்படுத்துவதால், பயன்படுத்தப்படும் பூச்சிக் கொல்லி மருந்தின் அளவு கணிசமாகக் குறைந்துள்ளது என்று ஆராய்ச்சியாளர்கள் சொல்கிறார்கள். ஆனால் விவசாய நிலங்களில் மரபணு மாற்றப்பட்ட பயிர்களை விதைத்தால், மண்ணின் தன்மை யுடன், நுண்ணுயிரின் மரபணு எப்படிச் செயல்படும் என்று ஆராய்ச்சியாளர்களால் திட்டவட்டமாகச் சொல்ல முடியவில்லை.

மரபணு மாற்ற உயிர்கள் காட்டு உயிர்களுடன் கலப்பு-சேர்க்கை கொண்டு இயற்கையான இனங்களின் மரபு ஒருங்கிணைப்பை நிலையாக மாற்றிவிடும் என்ற கவலையும் உள்ளது. மரபணுமாற்ற இனங்களில் உள்ள மரபணு சம்பந்தப்பட்ட களை உயிர்களிடத் திலும் சென்று சேர்கிறது என்பதும், மரபணு மாற்றப்படாத பயிர் களோடு கலப்பு-சேர்க்கை செய்து விடுகின்றன என்பதும் ஒரு கவலைக்குரியதாக உள்ளது.

மரபணு பொறியியலின் இன்னொரு பாதக விளைவாக ஒரு பகுதியின் தட்ப வெப்ப சூழ்நிலைக்கேற்ப விளையும் பயிர்களை அழிப்பது உள்ளது.

பல மரபணு மாற்றப் பயிர்களும் அவற்றின், சூறைவிதை போன்ற, விதைகளிலிருந்தே அறுவடை செய்யப்படுவதால் சுழற்சி முறை நிலங்களில் தானாக வளரும் தாவரங்களும் இத்தன்மையைப்

பெற்று விடுகின்றன. இதனால் இத்தாவரங்களுக்கான விதை சிந்து தலும், போக்குவரத்தின் போதைய விதை சிந்துதலும் பிரச்சனைக் குரியதாகிறது.

அத்தியாவசிய மரபுரிமையைப் பெற்றிருக்கும் உள்ளூரில் உருவாக்கப்பட்ட விதைகள் தற்போதைய கலப்பு பயிர்கள் மற்றும் மரபணு மாற்ற விதைகளிடம் தொலைந்து போகக்கூடிய சூழ்நிலையைப் பெற்றிருக்கின்றன. நில இனங்கள் அல்லது பயிர் சூழல்-வகை என்றும் அழைக்கப்படுகிற உள்ளூரில் உருவாக்கப் பட்ட விதைகள் குறிப்பிட்ட நுண் காலநிலைகள், மண், பிற சுற்றுச் சூழல் நிலைகள், நில அமைப்புகள், மற்றும் பயிரிடுவதற்கு உரிய இடத்திற்கு மட்டுமான உள்நாட்டு முன்னுரிமை என்பவனவற்றை காலத்தை தாண்டிய திறனைப் பெற்றிருப்பதால் அவை முக்கியத்துவம் வாய்ந்தவையாகும். ஒரு பகுதியில் கலப்பு வணிக விதைகளையும், மரபணு மாற்ற விதைகளையும் அறிமுகப்படுத்துவது, உள்ளூர் நில இனங்களோடு கலப்பு-சேர்க்கைக்கான அபாயத்தை கொண்டு வருகிறது. ஆகவே,மரபணு மாற்றம் நில இனங்களின் நீடிப்புத் தன்மை மற்றும் பாரம்பரிய கலாச்சாரங்களை அச்சமூட்டு கிறது.

மரபணுப் பொறியியல் முறையில் உருவான பூச்சி எதிர்ப்பு நஞ்சினைத் தாவரங்களாவது தங்கள் பாகங்கள் முழுவதும் உற்பத்தி செய்யும் ஆற்றல் பெறுகின்றன. இதனால் இப்பயிர்கள் அறுவடைக்குப் பின்னர் கழிவாகிப் புதைவதனால் மண் முழுவதும் நச்சுத்தன்மை கொண்டதாக மாறி விடுகிறது. இந்த நச்சுத்தன்மை யையும் அப்பயிர்கள் உறிஞ்சிக் கொள்கின்றன. அது மற்ற உயிரினங் களான மனித குலத்திற்கு சேவை செய்யும் தேனி, சுருள் பூச்சி, வண்ணத்துப்பூச்சி மற்றும் முக்கியமாக விவசாயிகளின் நண்பனான மண்புழு ஆகியவற்றைக் கொன்று விடும். இது மட்டுமின்றி அந்த நிலங்களில் மேயும் ஆடு, மாடுகள் மற்ற உயிரினங்கள் இறந்து விடு கின்றன. ஆந்திராவில் பி.டி. பருத்திச் செடியை சாப்பிட்ட 1500க்கும் மேற்பட்ட ஆடுகள் இறந்து விட்டன. ஆந்திராவில் கரீம் நகரிலிருந்து 80 கி.மீ தொலைவில் உள்ள மாமிடலப்பள்ளி கிராமத்தில் பி.டி பயிரிடப்பட்ட நிலத்தில் மேய்ந்த 12 மயில்கள் இறந்து விட்டன.

சில காலத்திற்கு முன்னதாக மான்சான்டோ என்ற பன்னாட்டு கம்பெனி மரபணு பொறியியல் மூலமாக தயாரிக்கப்பட்ட பருத்தி விதைகளை இந்தியாவில் அறிமுகப்படுத்தியது. அதிக மகசூல் கிடைக்கும் என்ற இந்த கம்பெனியின் பொய்ப் பிரச்சாரத்தை நம்பி ஏராளமான விவசாயிகள் அதிக கடன் வாங்கி இந்த விதைகளை பயிரிட்டனர். ஆனால் இவை மறுபடியும் பயிரிட முடியாத மலட்டு விதைகள் என்பதாலும் அதிக மகசூல் கிடைக்காததாலும் விவசாயிகள் ஆயிரக்ககணக்கானோர் தற்கொலை செய்து கொண்டனர் என்பது அனைவரும் அறிந்த செய்தி.

எந்தப் பூச்சிக்காக இப்பூச்சி எதிர்ப்பு நஞ்சுடன் மரபணுக்கள் செலுத்தப்படுகின்றனவோ, அந்தப்பூச்சிகள் தங்களின் உடலில் இந்த நஞ்சிற்கு எதிர்ப்பு சக்தியையும் நாளடைவில் வளர்த்துக் கொள் கின்றன. அந்தப் பூச்சியானது 3 லிருந்து 5 ஆண்டுகளுக்குள் எதிர்ப்பு சக்தியை வளர்த்துக் கொள்வதாக அமெரிக்க சுற்றுச்சூழல் பாது காப்பு நிறுவனம் ஒன்று தனது ஆய்வின் மூலம் கண்டுபிடித்துள்ளது.

மண்ணின் உவர் நிலைமையை சகித்துக் கொள்ளும் மரபணுக்கள் பொருத்தப்பட்ட பயிர்கள் வளர்க்கப்படுவதால் பகுதியின் சூழல் மாசாவதோடு உவர் மண்ணுக்கேற்ப இயற்கையாக விளையும் பயிர்களுக்கு இடமில்லாத சூழ்நிலையும் ஏற்படுகிறது.

மரபணு பொறியியல் மூலம் ஒரே தன்மை கொண்ட ஒரே பயிர்கள் வளர்க்கப்படுவதால் அவை ஒரு நோய் தாக்கினாலே விரைவாக அழிந்து பஞ்சம் ஏற்படுகிறது.

உணவுப் பாதுகாப்பும் தொழிற்குறியீடும்

மரபணு மாற்றம் செய்யப்பட்ட பயிர்கள், காய்கறிகள் மீன்கள் போன்றவற்றை உண்பதால் மனிதர்களுக்கு ஒவ்வாமை உள்ளிட்ட பல நோய்கள் தாக்கும் வாய்ப்பு இருப்பதாகக் கூறப்படுவதால், உணவுப் பாதுகாப்புப் பிரச்சனைகள் எழுந்துள்ளன. மரபணு மாற்றப்பட்ட பயிர்கள், காய்கறிகள், மீன்கள் போன்றவைகளுக்கும் அவ்வாறு மாற்றம் செய்யப்படாத பொருள்களுக்கும் வேறுபாடு புலனாவதில்லை.

எனவே மரபணு மாற்றப் பொருள்களுக்கு தொழிற்குறீயீடு வழங்க வேண்டும் என சில நாடுகள் கேட்டுக் கொண்டுள்ளன. ஒரு சில

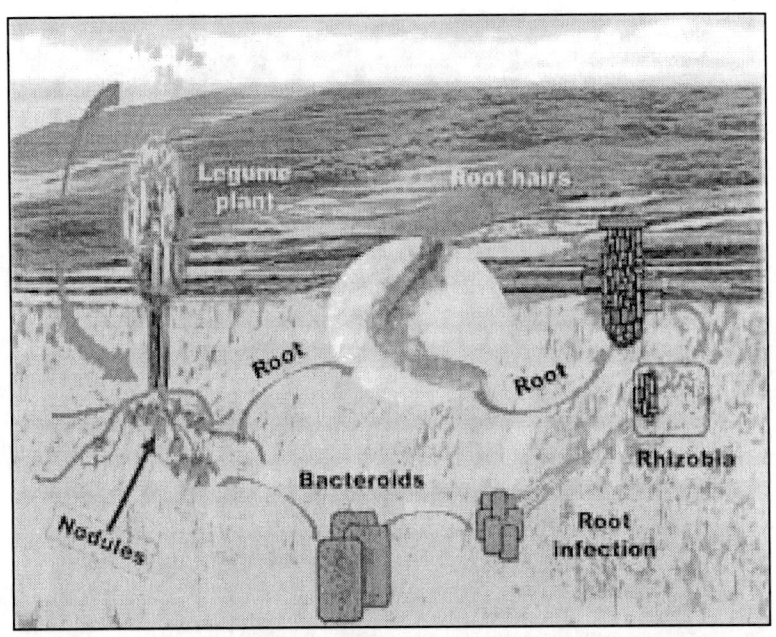

நாடுகளில் அவ்வாறான முத்திரையற்ற பண்டங்களை இறக்குமதி செய்வதிலும் தடை விதித்துள்ளன.

தற்போது உலகளாவிய புவிப்பாதுகாப்பு உடன்படிக்கை மரபணு மாற்றப்பட்ட விற்பனையைக் நெறிப்படுத்தி வருகிறது. மரபணு மாற்ற உணவுகள் அனைத்திற்கும் தொழிற்குறியீடு இடப்பட வேண்டும் என்று ஐரோப்பிய யூனியன் கோரி வருகையில், அமெரிக்கா இதற்கான உணவுகளுக்கான வெளிப்படை தொழிற் குறியீட்டைக் கேட்பதில்லை.

மரபணு மாற்ற உணவுகள் சம்பந்தப்பட்ட பாதுகாப்பு மற்றும் கேடுகள் குறித்த கேள்விகள் எழுந்த பின்பு, தேர்வு செய்வதற்கும், தாங்கள் சாப்பிடுவதைப் பற்றி தெரிந்து கொள்வதற்கும் மற்றும் மரபணு மாற்ற உணவுகள் அனைத்திற்கும் தொழிற்குறியீடு இடப்பட வேண்டும் என்பதைக் கோருவதற்குமான உரிமை பொது மக்களிடம் இருக்க வேண்டும் என்பதில் சிலர் உடன்படுகிறார்கள்.

◻

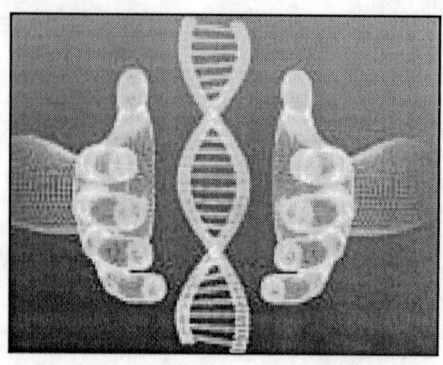

7. விலைபோகும் விஞ்ஞானிகள்

வேளாண்மையில் உற்பத்தியை உயர்த்த நாம் உண்ணும் அனைத்துப் பொருள்களிலும் விஷத்தை உருவாக்கும் புதிய உயிரித் தொழில்நுட்பம் உண்மையில் மனித உயிர்களைக் கொல்லும் நுட்பமாக மாறிவருவதை இந்தியர்கள் கவனிப்பதாகத் தெரிய வில்லை.

வேளாண்மையில் விஷத்தைப் பரப்பும் மரபணு மரண ஆராய்ச்சிக்கு மத்திய அரசு ஒப்புதல் தந்துவிட்ட சூழ்நிலையில், நாம் உண்ணும் பழங்கள், காய்கறிகள், பருப்பு, தானியங்களில் மெல்ல மெல்ல அணு சக்தி விஷமும் கதிர்வீச்சாகப் பரவுவதை யாரேனும் கவனித்தது உண்டா?

பசுமைப்புரட்சியின் அலங்கோலத்தால் வீரிய ரக விதை, ரசாயன உரம், உயிர்க்கொல்லிப் பூச்சி மருந்துகள் காரணமாக விஷப்பரவல் மண், மனிதன், பறவை, விலங்கினம் என்று நமது உயிர்ச்சூழலே நோயுற்று அதிலிருந்து நாம் மீள்வதற்குள் மரபணு மாற்றம் என்ற அடுத்த விஷம் தயாராகிவிட்டது. "வாழ்வதெல்லாம் வைத்தியத் துக்கே" என்ற அவலம் நம்மைச் சூழ்ந்து விட்டது.

மரபணு மாற்றம் என்பது பல புதிய அயல் அணுக்களைத் தோற்றுவிக்கும். பன்முகமான விஷப்பரவலைத் தோற்றுவித்து அதனால் கல்லீரல், சிறுநீரகம், கணையம், இதயம், ரத்தக்குழாய் எல்லாம் பழுதுபடும். புற்றுநோய் அபாயமும் உண்டு. பசுமைப் புரட்சி கக்கிய விஷம் நாகப்பாம்பு என்றால், மரபணு மாற்றம் விளைவிக்கும் விஷம் கட்டுவிரியன்.

இந்தியா ஏமாந்த நாடு என்பதாலும், இந்திய விஞ்ஞானிகள் பணத்துக்கு விலைபோகக் கூடியவர்கள் என்பதாலும் அமெரிக்கா இந்தியாவை மலடாக்க முனைந்துவிட்டது. இந்தியாவில் நாம் தினமும் உண்ணக்கூடிய பொருள்களில் மரபணு மாற்றம் செய்த விதைப் பயன்களின் விவரங்களை அறிந்தால் மூச்சு நின்று மூர்ச்சை யாகி விடுவோம்.

இந்தியாவில் உள்ள அனைத்து வேளாண்மை ஆய்வு நிலையங்கள் மட்டுமல்ல; வேளாண்மைத் தொடர்பு இல்லாத அணுமின் ஆய்வு நிறுவனங்கள், தனியார் பல்கலைக்கழகங்கள் போன்றவை இணைந்து யு.எஸ். உயிரித் தொழில்நுட்ப உடன்பாட்டின் அடிப்படையில் உண்ணும் பொருள்களிலும் கதிர்வீச்சைப் பாய்ச்சு கின்றன.

இந்தியாவின் மரபணு மாற்றத் தொழில்நுட்பத் தகவல் மையமான 'இக்மோரிஸ்' வழங்கும் தகவலின்படி, மிகவும் புனிதமான ஏற்றுமதி மதிப்புள்ள ஆயுர்வேத மூலிகையான அசுவகந்தா உள்பட, அரிசி, கோதுமை, மக்காச்சோளம், துவரை, உளுந்து, கொண்டைக் கடலை, தட்டாம்பயறு, கேழ்வரகு, கம்பு, மிளகு, ஏலக்காய், பிராமி, தேயிலை, கரும்பு, சோளம், நிலக்கடலை, சோயா, கடுகு, பருத்தி, சணல், மூங்கில், ஆமணக்கு, ரப்பர், புகையிலை.... உள்ளிட்ட 74 பயிர் வகைகளில் மரபணு ஆய்வுகள் நிகழ்த்த அனுமதிக்கப்பட்டு எந்தவிதமான பாதுகாப்பு முறையும் இல்லாமல் விஷம் பரப்பும் திட்டம் வேகமாகப் பரவி வருகிறது.

இப்படிப்பட்ட ஆய்வுகளுக்கு யார் யார் நிதி உதவி தருகிறார்கள்? யு.எஸ். தொழில்நுட்ப உடன்பாட்டுக்கு மக்களின் வரிப்பணம் செல வாகிறது. இந்தியாவில் ஏறத்தாழ 400 ஆராய்ச்சி அமைப்புகள்

எந்தவிதமான பாதுகாப்பு விதிகளையும் கையாளாமல் மரபணு மாற்றச் சோதனையில் ஈடுபடுகின்றன.

அமெரிக்காவில்கூட மரபணு ஆய்வு சோதனை வயல்கள் உகந்த பாதுகாப்பு விதிகளை மீறாமல் செயல்படுகின்றன. பல்வேறு தனியார் அமைப்புகளுக்கும், பல்கலைக்கழகங்களுக்கும் பாபா அணு ஆராய்ச்சி மையம், ராணுவ ஆராய்ச்சி - வளர்ச்சி நிறுவனம், நபார்டு நிதி உதவி செய்கின்றன.

அமெரிக்கா தவிர, வேறு பல மேற்கு நாடுகளிலிருந்தும் பணம் வருகிறது. இந்திய வேளாண்மை ஆராய்ச்சி நிறுவனத்துக்கு பட்ஜெட் ஒதுக்கீடு உண்டு. மத்திய அரசின் பயோ டெக்னாலஜி துறை மானியம் வழங்கி மரபணு ஆய்வை ஊக்குவிக்கிறது.

மிகவும் வருத்தப்பட வேண்டிய விஷயம் எதுவெனில், இந்திய மண் முழுவதிலும் - இந்தியாவே மரபணு மாற்றம் தொடர்பான விஷப் பரீட்சையின் கூடாரமாகிவிட்டது. இந்தியாவைவிட ஏழ்மையான நாடுகளில்கூட இந்த விஷப்பரீட்சை இப்படி நிகழவில்லை.

ஏன் இந்த விஷப்பரீட்சை என்று கேட்டால், "இந்தியாவில் இரண்டாவது பசுமைப்புரட்சிக்கு இதுவே வழி" என்று பதில் கூறி, அவசரம் அவசரமாக எல்லா பாதுகாப்பு விதிகளையும் புறக்கணித்து விட்டு இரண்டாவது விஷப்பரவல் தொடங்கிவிட்டது.

இரண்டாவது விஷப்பரவல் எதுவெனில், காற்று மூலம் மரபணு மாற்றப் பயிர்களின் மலர்களிலிருந்து வெளிப்படும் மகரந்தப் பொடி காற்றில் பரவாமல் இருக்க மரபணு மாற்றச் சோதனை வயல் களுக்காக ஒதுக்கப்பட்ட நிலத்தில் ஒரு குறிப்பிட்ட நிலப்பரப்பில் மரபணு மாற்றம் செய்யப்படாத பயிர்களைப் பயிர் செய்து அந்த இடத்துக்கும் அப்பால் உள்ள தனியார், பொது நிலங்களில் மரபணு மாற்றத் துகள் பரவாதபடி கவனிக்க வேண்டும்.

இந்தியாவில் சுமார் 400 மரபணு மாற்றச் சோதனை வயல்கள் என்ற போர்வையில் மரபணு விஷத் துகள்களைப் பரவவிட்டு, நமது இயற்கையான பாரம்பரிய ரகங்களை முற்றிலும் அழித்துவிட்டு, இனி எந்த விதை என்றாலும் மரபணு மாற்ற விதை மட்டுமே

அங்காடியில் விற்கப்பட வேண்டும் என்ற வெறித்தனம் விதை நிறுவனங்களுக்கு விலை போய்விட்ட விஞ்ஞானிகளிடம் உள்ளது.

இந்த விஷயத்தில், அதாவது இந்தியாவுக்குள் மரபணு மாற்ற விஞ்ஞானம் வரக்கூடாது என்ற கொள்கையுடன் போராடிக் கொண்டிருக்கும் வேளாண்மைச் சூழலியல்வாதிகளுடனும், விழிப் புணர்வுள்ள இயற்கை விவசாயிகளுடனும் அரசியல்வாதிகளும் சேர்ந்துள்ளது நல்ல திருப்பம். சிவப்புக்கொடி காட்டியவர் வேறு யாருமல்ல, பீகார் முதல்வர் நிதீஷ் குமார்தான்.

சமஷ்டிப்பூர் அருகில் உள்ள புசா நிறுவனத்தில் இந்திய வேளாண்மை ஆராய்ச்சி நிலையத்தின் கிளை அமைப்புக்குரிய விச்சிலான் தோட்டத்தில் மரபணு மாற்ற மக்காச்சோளப் பயிர் சட்டத்துக்குப் புறம்பாக நடப்பட்டிருந்ததை எதிர்த்து பிகார் அரசு மத்திய அரசின் கவனத்தை ஈர்த்தது.

சுமார் 600 சதுர மீட்டரில் எத்தகைய எச்சரிக்கை, பாதுகாப்பும் இல்லாமல் மரபணு மாற்றப் பயிர் சாகுபடி செய்யப்பட்டதை எதிர்த்த நிதீஷ் குமார், பீகார் மாநிலத்தில் மாநில உயிரித் தொழில் நுட்ப கூட்டுக் கமிட்டியே இல்லை என்பதால் இது சட்டவிரோத மானது - உச்ச நீதிமன்ற உதவியை நாடுவோம் என்று மத்திய அரசுக்குத் தாக்கீது அனுப்பவே, அப்போது சுற்றுச்சூழல் அமைச்சரா யிருந்த ஜெய்ராம் ரமேஷ் உடனே அந்த மக்காச்சோள மரபணு மாற்றச் சோதனை வயலை அழிக்க உத்தரவிட்டார்.

மார்ச் 11-ம் தேதி விடியற்காலை டிராக்டர் மூலம் அந்த மக்காச் சோளப் பயிரை களை வெட்டுவதுபோல் வெட்டி மண்ணுக்குள் புதைத்து, உழுது, உளுந்தும், பயறும் விதைத்து விட்டு எதுவுமே நடக்காததுபோல் விஞ்ஞானிகள் நடந்து கொண்டனர்.

உண்மையில் சோதனை வயல் எரிக்கப்பட்டிருக்க வேண்டும். இவ்வாறு உழவோட்டி விஷப்பயிர்களை மண்ணுக்குள் களையாக வெட்டிப் புதைத்ததையும் நிதீஷ் குமார் கண்டித்துள்ளார். விஷ மக்காச்சோளத்தை அழிக்கும்போது, மாநில விவசாயத் துறைக்குத் தகவல் தராமல் தகாத முறையில் மத்திய அரசு செயல்படுவது ஏன்?

மரபணுப் பயிர் சோதனை வயல்களுக்கு எதிர்ப்புத் தெரிவிக்கும் அரசியல்வாதிகளில் முதன்மையாகத் திகழும் நிதீஷ் குமாருடன் முன்னாள் கேரள வேளாண்மை அமைச்சர் முல்லக்கார ரத்னாகரன், மத்தியப் பிரதேச விவசாய அமைச்சர் ராமகிருஷ்ண குஷ்மாரியா, ஹிமாசலப் பிரதேச அமைச்சர் பிரேம்குமார் தூமதும் கைகோத்துள்ளனர். கேரள முன்னாள் அரசு மரபணு மாற்றத் தொழில் நுட்பத்துக்கே ஒட்டுமொத்தத் தடையை விதித்துள்ளது.

தமிழ்நாட்டை எடுத்துக்கொண்டால், அது தி.மு.க என்றாலும் சரி, அ.தி.மு.க என்றாலும் சரி மரபணு மாற்றத் தொழில்நுட்பம் தோற்றுவிக்கும் ஆபத்தைப் பற்றிய உணர்வே இல்லை என்பதாலும், எந்த எதிர்ப்பும் காட்டாமல் மத்திய அரசின் ஆதிக்கத்தை ஏற்கும் சுயநலப் பண்பு ஓங்கியிருப்பதாலும் தமிழ்நாட்டில் மரபணு மாற்றப் பயிர்களின் சோதனை வயல்கள் பொறுப்பற்ற சில வேளாண்மை விஞ்ஞானிகளின் பிடியில் உள்ளன.

விலைபோய்விட்ட விஞ்ஞானிகளிடம் நியாயத்தை எதிர்பார்க்க இயலாது. தமிழ்நாட்டில் கோவை வேளாண்மைப் பல்கலைக்கழக வளாகத்தில் மரபணு மாற்றச் சோதனை வயல்கள் உள்ளன.

என்ன எச்சரிக்கை? என்ன தற்காப்பு? யாருக்குத் தெரியும்? விஷ மகரந்தப் பரவல் வேலையைக் காண்பித்தால் பூக்கும் தாவரங்கள், தேன் எல்லாம் விஷமாகும். மலட்டு மகரந்தங்கள் மற்ற பயிர்களுக்குப் பரவி - தாய்மைப் பண்புள்ள பயிர்கள் எல்லாம் காயடித்த காளைகளாகும்.

இந்திய விவசாயம் துகிலுரியப்பட்டு விட்டது. துகிலுரிந்தது வேளாண்மைப் பல்கலைக் கழகங்கள் அல்லவா?

எரிக்கப்பட வேண்டியவை மரபணு மாற்றப் பயிர் சோதனை வயல்கள் அல்லவா?

❏

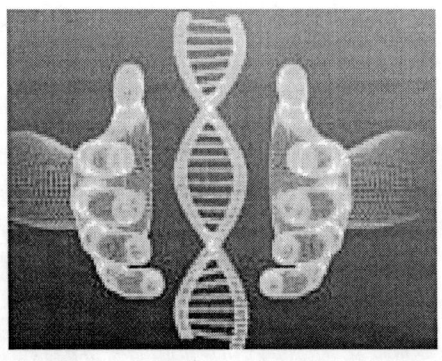

8. புற்றுநோயும் மரபணு மாற்ற கோழிமுட்டையும்

மரபணு மாற்றம் மூலம், மூட்டுவலி மற்றும் சில வகை புற்று நோய்க்கு மருந்து தரும் முட்டைகளை இடும் கோழிகளை ஆராய்ச்சியாளர்கள் உருவாக்கியுள்ளனர்.

தொழிற்சாலைகளில் உற்பத்தி செய்வதைக் காட்டிலும் இந்த மருந்து களை முட்டையாக இடும்போது பல மடங்கு விலை மலிவானதாக உள்ளது.

பண்ணைகளில் வளர்க்கப்படும் கோழிகளை போன்று இந்தக் கோழிகள் துன்புறுத்தப்பட மாட்டாது. மேலும் அவை அன்பாக கவனித்துக் கொள்ளப்படும். பெரிய பண்ணைகளில் வாழும், அதிக பயிற்சி பெற்ற தொழில் நுட்பவியலாளர்களால் இவைகளுக்கு உணவும், நீரும் வழங்கப்பட்டு தினமும் நன்றாக கவனித்துக் கொள்ளப்படும். அவை ஒரு வசதியான வாழ்க்கையை வாழும்.

முன்னதாக மரபணு மாற்றப்பட்ட ஆடுகள், முயல்கள் மற்றும் கோழிகள், முட்டை மற்றும் பால் மூலம் மனிதர்களுக்கு தேவை யான புரதத்தை வழங்க முடியும் என விஞ்ஞானிகள் கண்டறிந்தனர்.

இந்த புதிய முயற்சி பழைய வழிமுறைகளை காட்டிலும் அதிக திறன் கொண்டது என்றும், குறைவான செலவில் நல்ல பலனை தரும் என்றும் தெரிவிக்கின்றனர்.

இம்மாதிரியான முட்டைகள், மருந்து தயாரிக்கும் செலவைக் காட்டிலும் பல மடங்கு குறைவாக இருக்கும். எனவே ஒட்டு மொத்தமாக தயாரிப்பு செலவுகள் குறையும் என எதிர்ப்பார்ப்பதாக என எடின்பரோவில் உள்ள ரோஸ்லின் டெக்னாலஜிஸை சேர்ந்த ஆராய்ச்சியாளர் ஹெரோன் தெரிவித்தார்.

தொழிற்சாலைகளில் மருந்துகளை தயாரிக்க சுத்தமான அறைகளை உருவாக்கும் செலவுகளைக் காட்டிலும் கோழிப் பண்ணைகள் உருவாக்குவது விலை குறைவே.

பல நோய்களுக்கு நமது உடல் தானாகவே சில ரசாயனங்களையும், புரதங்களையும் உற்பத்தி செய்யாததே. அம்மாதிரியான நோய்கள், புரதங்களை கொண்ட மருந்துகளை கொண்டு சரி செய்யப்படும். அந்த மருந்துகள், மருந்து நிறுவனங்களால் செயற்கையாக தயாரிக்கப்படுகின்றன.

ஹெரோன் மற்றும் அவரது குழுவினர் மனித உடலில் புரதத்தை உற்பத்தி செய்யும் மரபணுவை, கோழி முட்டையில் வெள்ளை கருவை உற்பத்தி செய்யும் டிஎன்ஏவில் செலுத்தினர்.

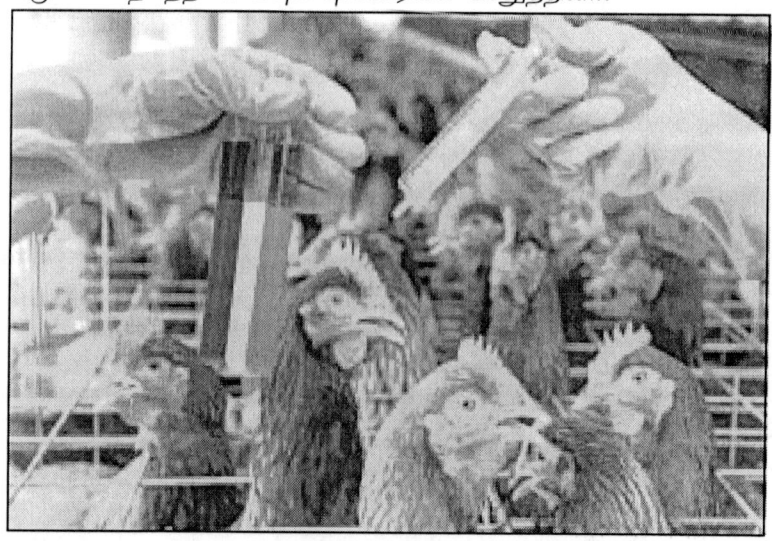

கோழி முட்டையில் வெள்ளை கருவை பிரித்து பார்த்ததில், கோழியில் அதிகப்படியான புரதம் இருப்பதை ஹெரோன் கண்டறிந்தார்.

அதில் மனித நோய் எதிர்ப்பு சக்திக்கு தேவையான இரண்டு வகையான புரதங்கள் கண்டுபிடிக்கப்பட்டன. ஒன்று வைரஸ் கிருமிகள் மற்றும் புற்றுநோய்க்கு எதிரானதாக செயல்படும் IFNalpha2a மற்றொன்று சேதமடைந்த திசுக்களை தானாக சரி செய்து கொள்ள உதவும் மேக்ரோஃபேஜ் - சிஎஸ்எஃப்.

ஒரு கோழி ஒரு வருடத்துக்கு 300 முட்டைகளை இடும். எனவே கோழிகளின் எண்ணிக்கை போதுமானதாக இருந்தால் இதை வணிக ரீதியாக செயல்படுத்தலாம் என ஆராய்ச்சியாளர்கள் நம்புகின்றனர்.

மனித உடலுக்கு தேவையான மருந்துகளை உருவாக்குவது மற்றும் அதற்கான நெறிமுறைகளை செயல்படுத்துவதற்கு 10-20 வருடங்கள் ஆகும். இந்த கோழிகளை, மனிதர்களுக்கு மட்டுமல்ல விலங்குகளுக்கான மருந்துகளை தயார்படுத்தவும் பயன்படுத்தலாம் என ஆராய்ச்சியாளர்கள் தெரிவிக்கின்றனர்.

ஆண்டிபயோட்டிக்குகளுக்கு பதிலாக இந்த மருந்துகள் விலங்குகளின் நோய் எதிர்ப்பு சக்தியை அதிகரிக்கும்.

விலங்குகளின் பாதிக்கப்பட்ட நுரையீரல் மற்றும் சிறுநீரக பாகங்களை சரி செய்ய இந்த மருந்து பயன்படும். தற்போது அந்த மருந்துகளின் விலை அதிகமானவை. எனவே இந்த மருந்துகளை உருவாக்குவது மிகவும் பயனளிக்கும்.

"தற்போது நாங்கள் மனிதர்களுக்குத் தேவையான மருந்துகளைத் தயாரிக்கத் தொடங்கவில்லை. ஆனால் இந்த மருந்து கண்டுபிடிப்புக்கு தேவையா புரதங்களை கோழிகள் எளிதில் வழங்க முடியும்" என்று இந்த ஆய்வில் தெரிகிறது என்கிறார் பேராசிரியர் ஹெலன்.

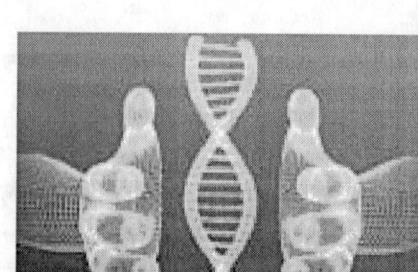

9. மறுகாலனியாதிக்கத்தால் பாதிக்கப்படும் சுற்றுச்சூழல்

இன்று நாசமாக்கப்படுவது விவசாயமும், விவசாயிகளும் மட்டுமல்ல. சிறப்புப் பொருளாதார மண்டலங்கள், நச்சு ஆலைகள், இயற்கை மூல வளங்கள், கொள்ளையடிக்கப்படுதல், சிறு தொழில்களும் சில்லரை வணிகமும் நசுக்கப்படுதல் என நாடும், மக்களும் கேள்வி முறையின்றி சூறையாடப்படுகின்றனர்.

இத்தகைய பேரழிவுக்கு காரணமாக இருப்பது ஏகாதிபத்திய மறுகாலனியாதிக்கக் கொள்கைகள். நாட்டையும், மக்களையும் சூறையாடும் மறுகாலனியாதிக்கத்தைப் போராடி முறியடிக்க அரசியல் கிளர்ச்சியாளர்களும், அரசியல் புரட்சிகளும் இன்று உடனடித் தேவையாக இருக்கிறது.

நம்மாழ்வார் விவசாத்தில் மறுகாலனியாக்கத்தின் கொடிய விளைவுகளை மட்டும் எதிர்த்தாரே தவிர, இதற்குக் காரணமாக உள்ள அரசியல் கட்டமைப்பை எதிர்க்கத் துணியவில்லை.

இயற்கை வேளாண்மையை மீட்டெடுப்பதன் மூலம் ஏகாதிபத்தியங்களால் திணிக்கப்படும் நாசகாரக் கொள்கைகளை முடமாக்கி விட முடியும் என்று நம்பினார்.

அவர் எவற்றையெல்லாம் எதிர்த்து போராடினாரோ அவற்றைத் திணித்த அரசியல் கட்டமைப்பை எதிர்த்து நிற்காமல், அந்தக் கட்டமைப்பில் உள்ளவர்களுடனும், தன்னார்வக் குழுக்களுடனும் இணைந்து செயல்பட்டார்.

பன்னாட்டு ஏகபோக நிறுவனங்களின் வேட்டைக்காடாக விவசாய நிலங்கள் மாற்றப்பட்டு, இரசாயன உரங்களின் நச்சுக் குவியலாலும் மரபணு மாற்றப் பயிர்கள் எனும் இயற்கை அழிப்புத் திட்டங்களாலும் பாழ்பட்டுள்ள தமிழக விவசாயத்தை அந்த அழிவிலிருந்து காப்பாற்ற அவர் பல கிராமங்களுக்குச் சென்று விவசாயிகளைச் சந்தித்து கருத்தரங்குகளும், பயிற்சி வகுப்புகளும் நடத்தி இயற்கை வேளாண்மை முறைகளை மீட்டெடுத்தார்.

இரசாயன உரத்துக்கு மாற்றாக பயிர் சுழற்சி வேளாண்மைத் துறையின் மூலம் அதை ஈடு செய்ய முடியுமென்பதை அவர் அறிவியல் ரீதியாக செயல்படுத்திக் காட்டினார்.

கேடு விளைவிக்கும் மரபணு மாற்றப் பயிர்களை எதிர்த்த அவர் பாரம்பரிய ஒட்டு ரகங்களை உருவாக்கினார்.

ஜப்பானின் இயற்கை வேளாண் விஞ்ஞானியான மாசானு புஃகோவா மற்றும் பெர்னார்ட் ரேச்சல் கார்சன், குமரப்பா, தபோல்கார் முதலான இயற்கை வேளாண் வித்தகர்களின் மூலம் அறிந்த தொழில்நுட்பத்தையும் தனது அனுபவ அறிவினால் உணர்ந்ததையும் அவர் சாமானிய விவசாயிகள் புரிந்து கொள்ளும் மொழியில் விளக்கினார்.

வெள்ளைத் தாடியுடன் தமிழக உழவனின் தோற்றத்தில் துண்டு போர்த்திய வெற்றுடம்புடன் எளிமையாகத் திகழ்ந்த அவர், காவிரி டெல்டா மாவட்டங்களில் மீத்தேன் வாயு எடுக்கும் பேரழிவுத் திட்டத்துக்கு எதிராக கிராமம் கிராமமாகப் பிரச்சாரத்தில் ஈடுபட்டிருந்த போது இயற்கை எய்தியது மிகவும் பேரிழப்பான வேதனைக்குரிய செய்தியாகும்.

மண்ணுக்கும், மனிதர்களுக்கும் கேடு விளைவிக்கும் ரசாயன விவசாயத்தின் தீமைகளை உரக்கக் கூறிய அவர் இயற்கை

விவசாயத்தை வெற்றிகரமாக செய்வதற்கும் பல வழிமுறைகளை கற்றுக் கொடுத்திருக்கிறார்.

இனி விவசாயமே செய்ய முடியாது என்று கைவிடப்பட்ட நிலங்களை பண்படுத்தினார். சுனாமியால் உப்பு பூத்த நிலங்களில் மீண்டும் பச்சயம் துளிர்விடச் செய்தவர் நம்மாழ்வார்.

சுனாமியினால் கடற்கரை அருகே உள்ள நிலங்களில் கடல் தண்ணீர் புகுந்த நிலத்தடி நீர் பாழடைந்து ஏற்கனவே கடன், லாபமின்மை, ஆள்பற்றாக்குறை என விவசாயிகள் தத்தளித்துக் கொண்டிருந்த நேரம். அச்சமயம் விவசாயிகளின் நம்பிக்கை ஒளிக்கீற்றாக நுழைந்த நம்மாழ்வார் சுழன்று சுழன்று வேலை செய்தார்.

அதுவரை அவருக்கு செவி கொடுக்க மறுத்தவர்கள் அவரின் ஆலோசனைகளை மறுதலித்தவர்கள் அவரை தேட தொடங்கினார்கள். பலர் மெல்ல இயற்கை விவசாயத்தை நோக்கி திரும்பினார்கள். மரபு விதைகளை மீட்க புறப்பட்டார்கள்.

சுனாமிக்குப் பின் நிலத்தின் காயங்களை ஆற்ற நம்மாழ்வார் மேற்கொண்ட வெற்றிகரமான தீர்வுகள் ஏராளம்.

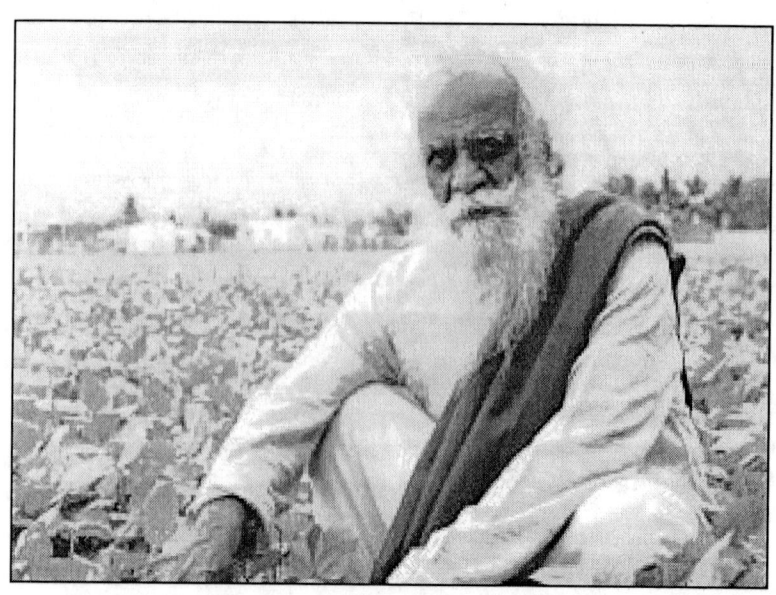

பெருவாழ்வு என்பது தம் காலத்தைக் கடந்தும் மற்றவர்களுக்கு பயனாக வாழ்வதும் தான். அப்படியான பெருவாழ்வை வாழ்ந்தவர் நம்மாழ்வார்.

ஒற்றைப் பணப்பயிர் நடுவதை நம்மாழ்வார் ஒரு போதும் ஆதரித்ததில்லை.

2008 ஆம் ஆண்டு நடைபெற்ற நெல் திருவிழாவில் நம்மாழ்வார் அதனையே வெளிப்படுத்தினார்.

'இயற்கை விவசாயம் என்பது ரசாயனம் கலக்காம இருக்கறது மட்டு மல்ல. இயற்கையின் மொழி புரிந்து அதன் தன்மைக்கேற்றவாறு விவசாயம் செய்வதுதான்.

இப்ப ஊரு பூரா தென்னை நடுறான். நிலத்துக்குள்ள போனா தென்னைய மட்டும் தான் பார்க்க முடியுது. இதுல பெருமையா இயற்கை விவசாயம் செய்யுறேன்... தென்னைக்கு பூச்சி விரட்டி எதுவும் அடிக்கறது இல்லைங்குறான். இது எப்படி இயற்கை விவசாயம் ஆகும்?

நிலம் முழுக்க ஒற்றை பணப்பயிர் நடுறது இயற்கை விவசாயம் இல்லை.

அஞ்சடுக்கு முறை, ஏழு அடுக்குமுறைல விவசாயம் செய்யுறாங்க. அது நம்ம நிலத்துல காடு வளர்க்கிற மாதிரி. அதாவது நிலத்தில் ஒரு பயிர் மட்டும் நடாமல் பல்வேறு கால கட்டங்களில் அறுவடைக்கு வரும் மரங்களை நடுவது. தேக்கு, தென்னை, வாழை, பாக்கு என கலவையாக மரங்களை நடுவது, ஊடு பயிராக காய்கறிகளையோ, கடலை போன்ற பயிர்களை விவசாயம் செய்வது.

இது பெரும் காற்றடிக்கும் போது ஒரு மரம் மற்றதற்கு அரணாக இருக்கும். சுழற்சியில் அறுவடைக்கு வருவதால் பொருளாதார ரீதியாகவும் நல்லது' என்று நம்மாழ்வார் கூறியது எத்தனை சிந்திக்கத் தக்க தீர்வாக உள்ளது!

உழவர்களின் அடிப்படை ஆதாரமான வேளாண் நிலமும், பாசன நீரும் வெகு வேகமாக வெகு காலமாக சுரண்டப்பட்டு வருகின்றன.

இவற்றைத் தக்க வைத்துக் கொள்வதற்கான உழவர்களின் போராட்டம் தொடர்ந்து கொண்டே தான் இருக்கிறது.

இந்த வரிசையில் அதிகக் கவனம் பெறாத மறைமுகச் சுரண்டல் நமது மரபு வளமான நாட்டு விதைகளை அதிவேகமாக இழந்து வருகிறது.

இயற்கை விவசாயம் செய்தாலே, வெளிநாட்டு கம்பெனிகளை எதிர்த்துப் போராடுகிறாய் என்று தான் அர்த்தம். இதற்காக எதை வேண்டுமானாலும் விட்டுக்கொடு. ஆனால் எதற்காகவும் இதை விட்டுக் கொடுக்காதே என்று பயிற்சியின் போது ஒலித்துக் கொண்டே இருக்கும் நம்மாழ்வாரின் குரல் இது.

2004ல் ஆழிப் பேரலையின் போது கடல்நீர் உட்புகுந்து நிலங்கள் பாழ்பட்டுப் போயின. நிலங்களைச் சீர்திருத்த 6 முதல் 10 ஆண்டுகள் ஆகும் என்று வல்லுநர்கள் கூறினார்கள். நம்மாழ்வார் இதில் தலை யிட்டு அவற்றைப் பழைய தன்மைக்கு விரைந்து மாற்ற முயற்சி எடுத்துச் செய்தும் காட்டினார்.

மஞ்சத் துங்க்ரோ என்ற வைரஸ் தாக்கி விளைநிலங்கள் பாழான போது நம்மாழ்வார் ஆலோசனைப்படி இஞ்சிப் பூண்டு கரைசலை விவசாயிகள் தெளித்தனர். வைரஸ் நோய் கட்டுப்பாட்டுக்குள் வந்தது. இது போன்று நம்மாழ்வார் எடுத்துக்கொண்ட முயற்சிகள் ஏராளம்.

◻

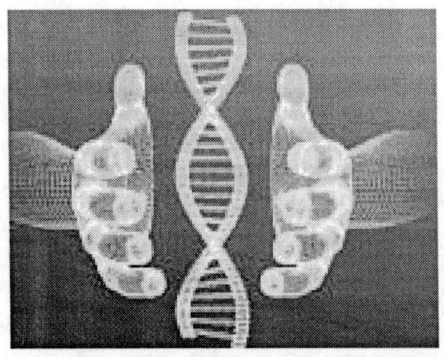

10. உணவுத் தட்டுக்கு வந்துள்ள விஷம்

மரபணு மாற்றுக் கடுகை திறந்தவெளியில் பயிரிடுவதற்கும், பரிசோதனை செய்வதற்குமான அனுமதிப்பது உணவுத் தட்டுக்கு வரும் விஷம் என்று பூவுலகின் நண்பர்கள் அமைப்பு எச்சரித்துள்ளது.

மரபணு மாற்றுக் கடுகு தொடர்பாக பூவுலகின் நண்பர்கள் அமைப்பு வெளியிட்டுள்ள அறிக்கையில், 'மரபணு மாற்றப்பட்ட கடுகை திறந்தவெளியில் பயிரிடுவதற்கும், பரிசோதனை செய்வதற்குமான அனுமதியை வழங்குமாறு மத்திய அரசின் சுற்றுச்சூழல் அமைச்சகத் துக்கு அத்துறையின் கீழ் இயங்கி வரும் மரபணு பொறியியல் மதிப்பீட்டுக் குழு (Genetic Engineering Appraisal Committee) 18.10.2022 அன்று பரிந்துரைத்துள்ளது. DMH-11(Dhara Mustard Hybrid-11) என்கிற மரபணு மாற்றம் செய்யப்பட்ட இக்கடுகை டெல்லி பல்கலைக்கழகத்தின் மரபணு மாற்று பயிர்களுக்கான மையம் (Centre for Genetic Manipulation of Crop Plants (CGMCP) உருவாக்கியுள்ளது.

டெல்லி பல்கலைக்கழகம் தங்களது மரபணு மாற்று கடுகின் மீது மேற்கொள்ளப்பட்ட ஆய்வுகளாக Bio Safety Research Level(BRL)-I

(2010-2011, 2011-2012) மற்றும் BRL- II (2014-2015) எனும் ஆய்வுகளைக் குறிப்பிடுகிறது. GEACயின் அறிவுறுத்தலுக்குப் பின்பாக புதிய ஆய்வு களை மேற்கொண்டதற்கான எவ்வித ஆவணங்களையும், தரவு களையும் டெல்லி பல்கலைக்கழகம் சமர்ப்பிக்கவில்லை.

மாறாக, கடுகு குடும்பத்தைச் சார்ந்த Canola என்கிற பயிரை Bar, Barnese, Barstar மூலமாக மரபணு மாற்றம் செய்யப்பட்டு உருவாக்கப்பட்ட பயிருக்கான அனுமதியை கனடா, ஆஸ்திரேலியா மற்றும் அமெரிக்கா ஆகிய நாடுகள் வழங்கியுள்ளன. DMH-11உம் இந்த Canolaவை ஒத்தது என்பதால் இதற்கும் அனுமதி வழங்கலாம் என்பதற்கான ஆவணங்களையும், தரவுகளையும் CGMCP சமர்ப் பித்துள்ளது.

BT எனப்படும் bacillus thuringiensis கொண்டு மரபணு மாற்றம் செய்யப்பட்டு பயிர்களால் தேனிக்களில் ஏற்படும் தாக்கம் குறித்தான ஆய்வறிக்கைகளையும், ஆவணங்களையும் CGMCP சமர்ப்பித்துள்ளது. வேறு பாக்டீரியாவைக் கொண்டு மாற்றம் செய்யப்பட்ட வேறு பயிர்களின் மீது நடத்தப்பட்ட வேறு நாட்டில் மேற்கொள்ளப்பட்ட ஆய்வுகளை DMH-11காக ஆதாரங்களாக சமர்ப்பிப்பது மக்களை ஏமாற்றும் செயல். இந்த ஆதாரங்களை ஏற்று GEAC அனுமதி வழங்கியுள்ளது கண்டனத்திற்குரியது.

அதேபோல இக்கடுகால் பிற பயிர்களில் ஏற்படும் தாக்கம் குறித் தான ஆய்வுகளும் மேற்கொள்ளப்படவில்லை. டெல்லி பல்கலைக் கழகம் சமர்ப்பித்த ஆய்வுகளை மதிப்பீடு செய்வதற்கு 25.08.2022ல் ஒரு நிபுணர் குழுவை GEAC அமைத்தது. அக்குழுவானது உலகளவில் பெறப்பட்ட ஆய்வுகள், பல அமைச்சகங்களின் பரிந்துரையின் அடிப்படையிலும் மேற்கூறிய மூன்று மரபணுக்களும் மகரந்தச் சேர்க்கையில் ஈடுபடும் தேனீக்கள் மற்றும் பிற வண்டுகள் மீது பாதிப்புகளை ஏற்படுத்தாது என கருத்து தெரிவித்தது.

போதுமான ஆய்வுகளும், தரவுகளும் இல்லாமல் டெல்லி பல்கலைக்கழகம் சமர்ப்பித்த அறிக்கைகளை மட்டும் கணக்கில் எடுத்துக் கொண்டு பாதிப்புகள் இல்லை என்ற முடிவுக்கு நிபுணர் குழு வந்திருக்கக் கூடாது. அதேவேளையில் இந்த நிபுணர் குழுவானது

இந்திய தட்பவெப்ப சூழலில் இந்த DMH-11 கடுகு எந்த விதமான தாக்கத்தை உண்டாக்கும், தேனீக்கள் போன்ற உயிரினங்கள் மீது என்ன தாக்கத்தை உண்டாக்கும் என்பதை கண்காணிக்க அறிவுறுத்தி யிருந்தது.

இப்படி நிபுணர் குழுவே கூடுதல் ஆய்வுகள் தேவை என கருதி யிருக்கும் நிலையில் அவசர அவசரமாக இக்கடுகிற்கான அனுமதியை GEAC வழங்கியிருப்பது இந்திய மக்கள் மீதும் நம் நாட்டின் சூழல் மீதும் ஒன்றிய அரசுக்கு அக்கறை இல்லாததை வெளிக்காட்டுகிறது.

மரபணு மாற்றம் செய்யப்பட்ட DMH-11 கடுகால் பிற பயிர் வகை களுக்கு எத்தைய பாதிப்புகள் உண்டாகும், பூர்விக கடுகு பயிர்கள் மீதான தாக்கம் குறித்தும் ஆய்வுகள் மேற்கொள்ளப்படவில்லை. மரபணு மாற்றப்பட்ட பயிர்களை திறந்த வெளியில் பயிர் செய்யும் போது பூர்வீக செடிகளின் மரபணுக்கள் மாற்றம் அடைவதற்கான சான்றுகள் உலகெங்கும் உள்ளன.

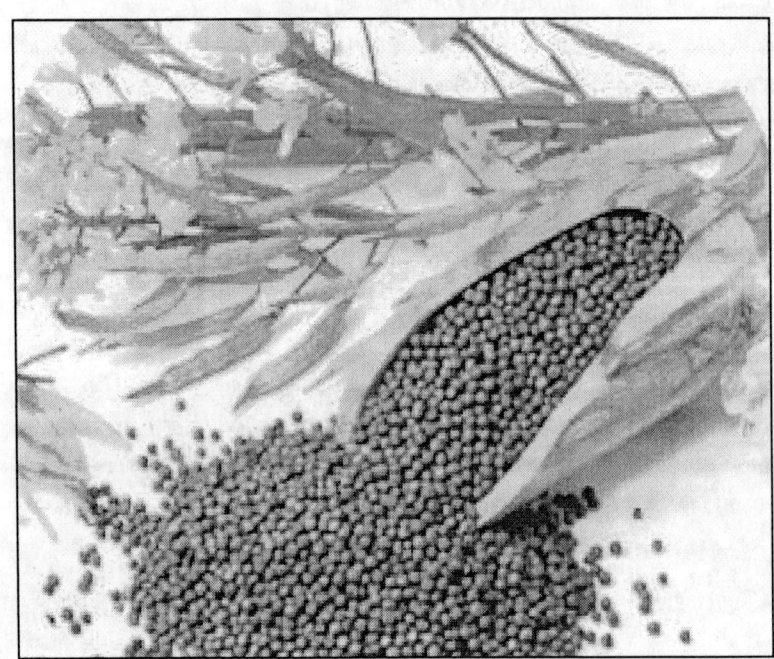

Gene Transfer போன்ற எதிர்பாராத நிகழ்வுகள் மூலம் ஒருவேளை பிற தன்பால் மகரந்தச்சேர்க்கை செய்யும் பயிர்களை இக்கடுகு பாதிக்குமா என்பது குறித்த ஆய்வுகளும் மேற்கொள்ளப் படவில்லை. இது நம் நாட்டின் மரபின வளத்தை பெரிதும் பாதிக்கும். அதேபோல இந்த DMH-11 கடுகானது தற்போது புழக்கத்தில் உள்ள கடுகை விட அதிகளவு விளைச்சலைக் கூட்டி யதற்கான ஆய்வுகளும் இல்லை.

இந்தக் கடுகிற்கான மருத்துவப் பாதுகாப்பு தொடர்பான ஆய்வுகள் எதுவும் மேற்கொள்ளப்படவில்லை. இந்தக் கடுகு மனித ஆரோக்கி யத்தை எப்படி பாதிக்கும் என்பது தொடர்பான ஆய்வுகளும், தரவு களும் இல்லாமல் இதற்கு வழங்கப்படும் அனுமதி என்பது இந்திய மக்களை சோதனை எலிகளாக்கும் முயற்சியாகும்.

மேலும், மரபணு மாற்றப்பட்ட பயிர்களுக்கு அதை உருவாக்கிய நிறுவனங்கள் காப்புரிமை கோர முடியும். மரபணு மாற்றப்பட்ட DMH-11 கடுகிற்கு காப்புரிமை பெற்ற நிறுவனத்தின் அனுமதியோடு தான் அதனை விற்பனையோ அல்லது மறு உற்பத்தியோ செய்ய முடியும். இது விவசாயிகளின் விதை உரிமையை பறிக்கும் செய லாகும். மக்களின் உணவு இறையாண்மையின் மீதான தாக்குதலும் கூட.

இந்தக் கடுகிற்கு அனுமதி வழங்கப்பட்டால் நம் உணவுச் சங்கிலி யில் விரைவில் இது இடம் பெறலாம். FSSAI அனுமதி அளிக்கும் பட்சத்தில் இந்த மரபணு மாற்றப்பட்ட (ஆண் தன்மை நீக்கப்பட்ட) கடுகு நம் உணவுத் தட்டிலும் இடம் பெறும். எல்லாவற்றுக்கும் மேலாக தமிழ் நாட்டில் கடுகு எண்ணெய் பெரும்பாலும் பயன் படுத்தப்படுவது கிடையாது. வட மாநிலங்களில் மட்டுமே அது பயன்படுத்தப்படுகிறது. எனவே இது தமிழ் நாட்டிற்கு முற்றிலும் தேவையற்ற ஒன்றாகும். மனித நலனையும் சூழல் நலனையும் கருத்தில் கொள்ளாத ஒன்றிய அரசின் இம்முடிவை பூவுலகின் நண்பர்கள் அமைப்பு வன்மையாகக் கண்டிக்கிறது.

'கடுகு சிறுத்தாலும் காரம் குறையாது.' இது, கடுகில் உள்ள காரத் தன்மைக்காக சொல்லப்பட்ட பழமொழி அல்ல. கடுகில் உள்ள

மருத்துவக் குணங்களைக் குறிப்பதற்காகச் சொல்லப்பட்டது. அந்த அளவுக்கு இதில் மருத்துவ குணங்கள் ஏராளமாகக் கொட்டிக் கிடக் கின்றன. இதில் நார்ச்சத்து அதிகம். இது, கெட்ட கொழுப்புகளைக் கட்டுப்படுத்தும் ஆற்றல் கொண்டது. செரிமான சக்தியை மேம் படுத்தும் சக்தி கொண்டது. இப்படி கடுகு தரும் ஆரோக்கியப் பலன்களை அடுக்கிக்கொண்டே போகலாம்.

கடுகில் சினிகிரின், மைரோசின், ஈகோசெனோக், ஒலீக், பால்மிடிக் போன்ற மனித உடலுக்குத் தேவையான அமிலங்கள் நிறைந்துள்ளன. தாது உப்புக்களான கால்சியம், மாங்கனீஸ், தாமிரம், இரும்பு, செலினியம், துத்தநாகம் ஆகியவையும் உள்ளன. மேலும் இதில் பி-காம்ப்ளக்ஸ் வைட்டமின்களான ஃபோலேட்ஸ், நியாசின், தயாமின், ரிபோஃபிளேவின், பைரிடாக்ஸின், பான்டோ தெனிக் ஆகியவையும் உள்ளன.

தென்னிந்தியக் குடும்பங்களின் உணவுகளில் கடுகு தவிர்க்க முடியாத ஒன்று. இது நேரடியாகவும், கடுகு எண்ணெயாகவும் சமையலில் பயன்படுத்தப்பட்டு வருகிறது. ஆனால், இப்போது இயற்கையாக விளையும் நாட்டு கடுகுக்குப் பதிலாக, செயற்கை யான முறையில் மரபணு மாற்றம் செய்யப்பட்ட கடுகு விற்பனைக்கு வர இருக்கிறது.

மரபணு மாற்றம் என்றால் என்ன?

ஒரு விதையின் அடிப்படை பண்புகள் எதையும் மாற்றாமல், அதனுடைய மூலக்கூறுகளில் தங்களுக்குத் தேவையான சில மாற்றங் களைச் செய்து, அதனுடைய வீரியத்தை அதிகரிக்கச் செய்வதே மரபணு மாற்றம்.

உதாரணமாக, தக்காளியில் எப்படி மரபணு மாற்றம் செய்யப் படுகிறது என்பதைப் பார்ப்போம். கடுங்குளிரில் தக்காளிகள் சீக்கிரம் அழுகிவிடும் அவற்றால் குளிரைத் தாங்க முடியவில்லை என்றால், ஆர்டிக் குளிரைத் தாங்கக்கூடிய ஒரு மீனின் மரபணுவை எடுத்து தக்காளிக்குள் வைத்தால், தக்காளி கெட்டுப் போகாமல் பல நாள்கள் இருக்கும். நல்ல லாபம் கிடைக்கும். இதன் பின்னால்

இருப்பது வணிக நோக்கம் மட்டுமே அன்றி வேறொன்றும் இல்லை. நாட்டுத் தக்காளிக்கும், மரபணு மாற்றம் செய்யப்பட்ட தக்காளிக்கும் பெரிய அளவில் வேறுபாடு இருக்காது. நம்மால் கண்டு பிடிக்கவும் முடியாது. ஆனால், அதனால் உண்டாகும் பாதிப்புகள் அதிகமாக இருக்கும்.

'மரபணு மாற்றம் என்னென்ன விளைவுகளை உண்டாக்கும்?' என்று மருத்துவர் கு.சிவராமனிடம் கேட்டோம்.

"நம் வயிற்றில் உள்ள நல்ல பாக்டீரியாக்களின் மரபணுக்களை இது பாதிக்கும் என்கிற அச்சம் உலக அளவில் உள்ளது. மரபணு மாற்றம் செய்யப்பட்ட உணவுகளை உண்ணும்போது. நோய்களை எதிர்க்கும் ஆன்டிபயாடிக் மருந்துகள் வேலை செய்யாது என்ற கருத்தும் இருக்கிறது. மரபணு மாற்றம் செய்யப்பட்ட பயிர்களால் ஒவ்வாமை ஏற்படுவதற்கு வாய்ப்பு உள்ளது. மரபணு மாற்றம் செய்யப்பட்ட கடுகின் வேதிப்பொருள்களிலும் மாற்றம் செய்யப் படும். இந்த வேதிப்பொருள்கள் என்னென்ன விளைவுகளை ஏற்படுத்தும் என்பது இதுவரை தெளிவுபடுத்தப்படவில்லை.

இந்த கடுகு மற்ற உணவுப்பொருளுடன் இணையும்போது என்னென்ன பாதிப்புகளை உண்டாக்கும் என்பதும் ஆய்வு செய்யப் படவில்லை. அதாவது, நம் காய்கறிகளுடன், வெங்காயம், தக்காளி போன்றவற்றுடன் கடுகு கலக்கும்போது என்ன விளைவுகளை ஏற்படுத்தும் என்பதும் கண்டறியப்படவில்லை.

நாட்டு கடுகில் ஏராளமான மருத்துவக் குணங்கள் உள்ளன என்பது நிரூபிக்கப்பட்ட உண்மை. ஆனால், மரபணு மாற்றம் செய்யப் பட்ட கடுகில் என்ன மருத்துவக் குணங்கள் உள்ளன என்பதும் தெரியப்படுத்தப்படவில்லை. இதை தெளிவுபடுத்தப்பட வேண்டிய பொறுப்பு அரசுக்கு உள்ளது.

நாட்டு கடுகுடன், மரபணு மாற்றம் செய்யப்பட்ட கடுகு கலக்கும் போது நாடு முழுவதும் மரபணு மாற்றப்பட்ட கடுகுகளே அதிகமாக இருக்கும். புதிய நோய்களை உருவாக்கும் என்று அச்சப்படக்கூடிய ஒரு பொருளை, மிக வேகமாக விற்பனைக்கு கொண்டுவர முயற்சிப்பது தவறான ஒரு செயல்.

இதை அனுமதித்தால், அடுத்தடுத்து ஒவ்வொரு பயிராக மரபணு மாற்றத்துக்கு அனுமதிக்கப்படும். இந்த மரபணு மாற்றம் செய்யப்பட்ட விதைகளின் உரிமைகளை தனியார் நிறுவனங்களிடம் கொடுத்து, அவர்களிடம் இருந்து பெற வைப்பதற்கான முயற்சிதான் இது. இதன் பின்னால் மிகப்பெரிய வணிகம்தான் இருக்கிறது. மக்களின் நலனையும் ஜனநாயகத்தையும் பொருட்படுத்தாத ஒரு செயல் இது" என்கிறார் மருத்துவர் சிவராமன்.

நாட்டு கடுகுப் பயணம்

இந்த நிலையில் 'கடுகுப் பயணம்' என்னும் பெயரில் 1,000 கிலோ நாட்டுக் கடுகு விதைகளுடன், தமிழ்நாடு முழுவதும் பயணம் செய்ய உள்ள சூழலியல் செயற்பாட்டாளர் ம.செந்தமிழனிடம் இது பற்றிப் பேசினோம். 'மரபணு மாற்றம் செய்யப்பட்ட கடுகின் தீமைகளைப் பற்றி நாம் எந்த ஆய்வுகளை முன்வைத்தாலும் ஆளும் தரப்பு ஏற்றுக் கொள்ளப் போவதில்லை. அதனால், அந்த மாதிரியான முயற்சிகளை கைவிட்டுவிட்டு நம் தற்சார்பை பெருக்குவதற்கான முயற்சியை கையிலெடுத்திருக்கிறோம்.

நம் நாட்டுக் கடுகு விதைகளை அதிகமாக இழந்து விட்டோம். முன்பெல்லாம் வீடுகளிலேயே கடுகுகள் பயிரிடப்பட்டன. அரியலூர், பெரம்பலூர் பகுதிகளில் மானாவாரியாக ஊடுபயிராக கடுகு பயிரிடப்பட்டது. ஆனால், விவசாயிகள் எப்போது ஒரு பயிர் சாகுபடிக்குச் சென்றார்களோ அப்போதே கடுகு போன்ற ஊடு பயிர்கள் பயிரிடப்படுவதை கைவிட்டு விட்டனர். இதனால் கடுகு கடையில் வாங்கக்கூடியாக ஒரு பொருளாக மாறிவிட்டது.

எனவே, மீண்டும் ஊடுபயிர் சாகுபடியை நடைமுறைப்படுத்த வேண்டும். இதற்காகவே, தமிழகம் முழுவதும் இயற்கை விவசாய ஆர்வலர்களைச் சந்தித்து, நாட்டு கடுகு விதைகளை அவர்களுக்கு கொடுத்து, பயிர் செய்யச் சொல்லப் போகிறோம். இதன் மூலம் நாட்டுக் கடுகின் உற்பத்தியைப் பெருக்கலாம்.

விதை என்பது, நாட்டின் இறையாண்மையுடன் தொடர்புடையது, உழவர்களுடன் தொடர்புடையது. இவை, தனியார் கம்பெனி

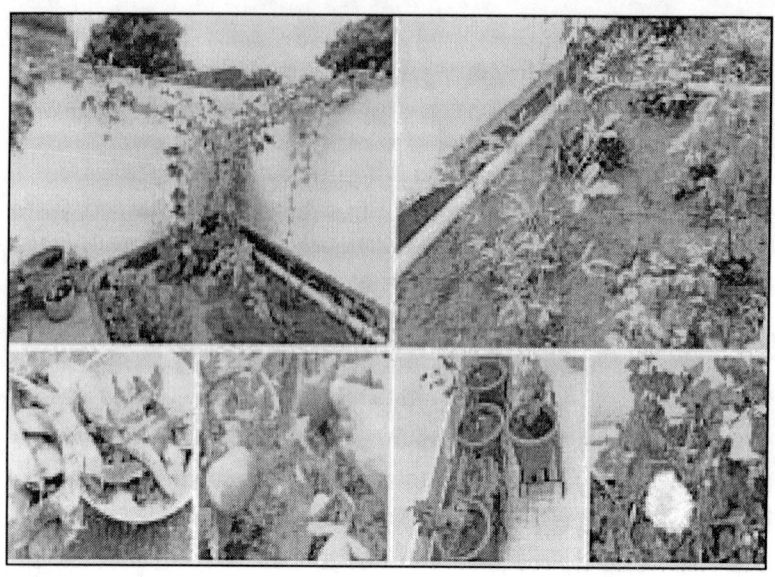

களின் கைகளுக்குச் செல்லாமல் காக்கப்பட்ட வேண்டும். மரபணு மாற்றப்பட்ட கடுகு நம் இல்லங்களுக்கு வருவதற்கு முன்னர் நாட்டுக் கடுகு விதைகளை நம் நிலங்களில் பெருக்க வேண்டும் என்பதே எங்கள் பயணத்தின் நோக்கம்' உறுதியான குரலில் சொல் கிறார் செந்தமிழன்.

உணவுப் பொருள்களில் கலப்படம் ஏற்படாமல் தடுக்க வேண்டியது நம்மை ஆளும் அரசின் கடமை. அது சாத்தியம் இல்லாத சூழலில், மாடித் தோட்டங்கள் மூலமாக நமக்குத் தேவை யானவற்றை நாமே பயிரிட்டுக் கொள்வதும் நம்மால் முடியும். அதுவும் முடியவில்லையா? விவசாயிகளிடம் நேரடியாகச் சென்று நமக்குத் தேவையான பொருள்களை வாங்கிப் பயன்படுத்தலாம். அதுதான் நம் ஆரோக்கியம் காக்கும்.

◻

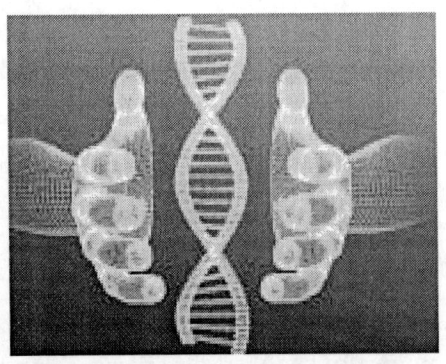

11. வணிகத்திற்கான மரபணு மாற்று உணவு

மரபணு மாற்று உணவு (Genetically modified foods, அல்லது GM foods), சில நேரங்களில் மரபணுவிலிருந்து உருவாக்கிய உணவுகள் (genetically engineered foods) என்பன மரபணுப் பொறியியல் நுட்பங்களைப் பயன்படுத்தி உயிரினங்களின் டி.என்.ஏ.வில் மாற்றங் களைப் புகுத்தி உருவாக்கப்பட்ட உணவுகளைக் குறிக்கும். மரபணுப் பொறியியல் நுட்பங்கள் மூலமாக புதிய பண்புக்கூறுகளை அறிமுகப்படுத்தவும் ஏற்கெனவே உள்ள பண்புக் கூறுகளை கட்டுப் படுத்துவதில் மேம்பட்ட கட்டுப்பாட்டை கையாளவும் இயலும்; வழமையான தெரிவு இனப்பெருக்கம், சடுதிமாற்றத் தேர்வு இனப் பெருக்கம் போன்ற நுட்பங்களை விட இம்முறையில் பண்புக்கூறு களை மேம்பட்ட விதத்தில் கட்டுப்படுத்த முடியும்.

வணிகத்திற்கான மரபணு மாற்று உணவு 1994இல் மொன்சன்ரொ நிறுவனத்தால் சந்தைப்படுத்தப்பட்டது; நாள்பட்டு பழுக்கும் தக்காளியை (பிளவர் சவர்) அது விற்பனைக்கு விட்டது. பெரும் பாலான மரபணு மாற்றங்கள் பணப்பயிர்களிலேயே செய்யப் பட்டன; விவசாயிகளிடம் பெரிதும் தேவையாயிருந்த சோயாபீன்ஸ்,

சோளம், காட்டுக்கடுகு (கனோலா), பருத்தி விதை எண்ணெய் போன்றவை துவக்கத்தில் மரபணு மாற்றப்பட்டன. நோய் தாக்கு உயிரிகளையும், களைக்கொல்லிகளையும் எதிர்க்கக்கூடிய வகையிலும் மேம்பட்ட ஊட்டச்சத்து தரும் வகையிலும் மரபணு மாற்றுப் பயிர்கள் உருவாக்கப்பட்டன. மரபணு மாற்றப்பட்ட கால்நடைகளும் உருவாக்கப்பட்டன; ஆனால் இவை நவம்பர் 2013 நிலவரப்படி சந்தைக்கு வரவில்லை.

பாக்டீரியாக்கள் பாலாடைக்கட்டியை உருவாக்குவதை விரைவுபடுத்த ஆய்வுகள் நடத்தப்பெறுகின்றன. குறைந்த கலோரிகள் கொண்ட பயிர் உருவாக்க மரபணு மாற்றப்பட்ட மதுவும் பயன்படுத்தக்கூடும்.

வழமையான உணவை விட மரபணு மாற்றப்பட்ட உணவுகளை உட்கொள்வதால் மனிதர் நலனுக்கு தீ வாய்ப்புகள் நிகழாது என அறிவியல் உலகில் கருத்து நிலவுகின்றது. இருப்பினும், இவ்வகை உணவுகளின் பாதுகாப்பு, கட்டுப்பாடு, அடையாளப்படுத்துதல், சூழலியல் தாக்கம், ஆய்வியல் நெறிமுறைகள் குறித்தும் மரபணு மாற்று உணவுகளின் அறிவுசார் சொத்துரிமை உருவாக்கும் நிறுவனங்களுக்கே உள்ளதையும் குறித்தும் பொதுமக்கள் கவலைப் படுகின்றனர்.

மரபணு மாற்று உயிரினங்களின் உருவாக்கம் மற்றும் வெளியிடலைக் கட்டுப்படுத்துவது குறித்து நாட்டுக்கு நாடு வேறுபடுகின்றது. இந்தியாவில் இந்திய உயிரித் தொழில்நுட்பம் ஒழுங்குமுறை ஆணையம் (BRAI) ஒன்றை நிறுவிட இந்திய அரசு ஒரு வரைவு மசோதாவை 2013இல் மக்களவையில் அறிமுகப்படுத்தியது; இந்த சட்டவரைவு மரபு மாற்றப் பயிர்களின் வளர்ச்சியைக் கட்டுப் படுத்துவதற்கு மாற்றாக ஊக்குவிக்கும் வண்ணம் உள்ளதாக எதிர்ப்புக்கள் எழுந்துள்ளன.

ஐக்கிய அமெரிக்காவில் உயிரித் தொழில்நுட்ப கட்டுப்பாட்டிற்கான ஒருங்கிணைக்கப்பட்ட கட்டமைப்பு இந்தக் கொள்கையை மேற் கொள்கிறது. இக்கொள்கையில் மூன்று முதன்மை முன்மொழிவு களை கொண்டுள்ளன:

1. அமெரிக்க கொள்கை மரபணு மாற்றத் தொழில்நுட்பத்தின் மூலமான பொருளை மட்டுமே குவியப்படுத்தும்; செய்முறை மீதல்ல.
2. சரிபார்க்கத்தக்க அறிவியல் ரீதியான தீவாய்ப்புகளைக் கட்டுப்படுத்துவதை மட்டுமே ஏற்றுக்கொள்ளும்,
3. மரபணு மாற்று உணவுகள் வழமையான உணவைப் போன்றே ஏற்கெனவே உள்ள சட்டங்களின்படி கட்டுப்படுத்தக்கூடும்.

ஐரோப்பிய ஒன்றியம் வேறுபட்ட கட்டுப்பாட்டு நெறியை கொண்டுள்ளது; உலகின் மிகவும் கண்டிப்பான விதிமுறைகளாக இவை கருதப்படுகின்றன. அனைத்து மரபணு மாற்று உயிரினங்களும், கதிர்வீச்சுக்குட்பட்ட உணவுகளும் 'புதிய உணவாக' கருதப்படுகின்றன; ஒவ்வொரு உணவும் ஐரோப்பிய உணவுப் பாதுகாப்பு ஆணையத்தினால் (EFSA) விரிவான அறிவியல் சார்ந்த ஆய்வுக்கு உட்படுத்தப்படுகின்றன. நான்கு பகுப்புகளில் வகைப்படுத்தப்படுகின்றன. 'பாதுகாப்பானது,' 'தனிநபர் விருப்பத்தேர்வுக்குரியது,' 'அடையாளப்படுத்துதல்,' மற்றும் 'மூலவழி கண்டுபிடிக்கக் கூடியது'.

மரபணு மாற்றுணவுகளில் ஒரு முக்கியமான கவலை அவற்றை அடையாளப்படுத்துவது குறித்ததாகும். தென் ஆப்பிரிக்காவில் தன்னார்வலராக அடையாளப்படுத்தப்பட்ட உணவுப் பொருட்களில் மரபணு மாற்றில்லாதது என அடையாளப்படுத்தப்பட்ட உணவுப் பொருட்களில் 31%இல் மரபணு மாற்றப்பட்ட உணவுக்கூறு 1.0%க்கு மேலாக இருந்தது.

கனடாவிலும், அமெரிக்காவிலும் மரபணு மாற்றுணவை அடையாளப்படுத்துவது கட்டாயமில்லை. ஐரோப்பாவில் அனுமதிக்கப்பட்ட மரபணு மாற்று உயிரினம் 0.9%க்கு மேற்பட்டுள்ள அனைத்து உணவுப் பொருட்களும் (பதப்படுத்தப்பட்ட உணவு உட்பட) மற்றும் மாட்டுத் தீவனங்களும் அடையாளப்படுத்தப்பட வேண்டும்.

ஜப்பான், மலேசியா, நியூசிலாந்து, ஆஸ்திரேலியா நாடுகளில் பொது மக்கள், மரபணு மாற்று உணவா, சாதாரண உணவா அல்லது இயற்கை வேளாண் உணவா என அறிய இயலும் வகையில் அடையாளப்படுத்தப்பட வேண்டும்.

மரபணு மாற்றுப் பயிர்

மரபணு மாற்றுப் பயிர் (Genetically modified (GM) crops) என்பவை மரபணு மாற்றப்பட்ட உயிரினங்கள் மூலம் உருவாக்கப் பட்ட பயிர் வகைகள். மரபணு மாற்றப்பட்ட உயிரினங்களின் (ஆக்சியகற்றப்பட்ட ரைபோ கரு அமிலம்) டி.என்.ஏவில் மரபணு பொறியியல் மூலம் குறிப்பிட்ட மாற்றங்கள் உருவாக்கப்படு கின்றன. இதன் முக்கியமான நோக்கம், குறிப்பிட்ட ஒரு இனப் பயிரில் இயற்கையாக இல்லாத ஒரு புதிய இயல்பை அந்தப் பயிரில் புகுத்துதல் ஆகும். இது வழமையாகக் கடைபிடிக்கப்படும் அவர் களது மூதாதைகளிடமிருந்து தேர்ந்து வளர்க்கப்படுவது (விலங்கு வளர்ப்பு அல்லது பயிர் வளர்ப்பு) போலன்று. இவற்றில் உணவுப் பயிர்களும், உணவல்லாத வேறு உற்பத்திப் பொருட்களுக்கான பயிர்களும் (மருந்துப் பயிர், உயிரி எரிபொருள் பயிர்) அடங்கும். இவ்வகைப் பயிர்கள் 1990களிலிருந்து சந்தைக்கு வர ஆரம்பித்தன. குறிப்பாக சோயா அவரை, தக்காளி, விதை அற்ற முந்திரி, பருத்தி விதை எண்ணெய் என்று மரபணு மாற்றப்பட்ட பயிர்களின் உற்பத்திகள் சந்தைக்கு வர ஆரம்பித்தன. இந்த மரபணு மாற்றத்

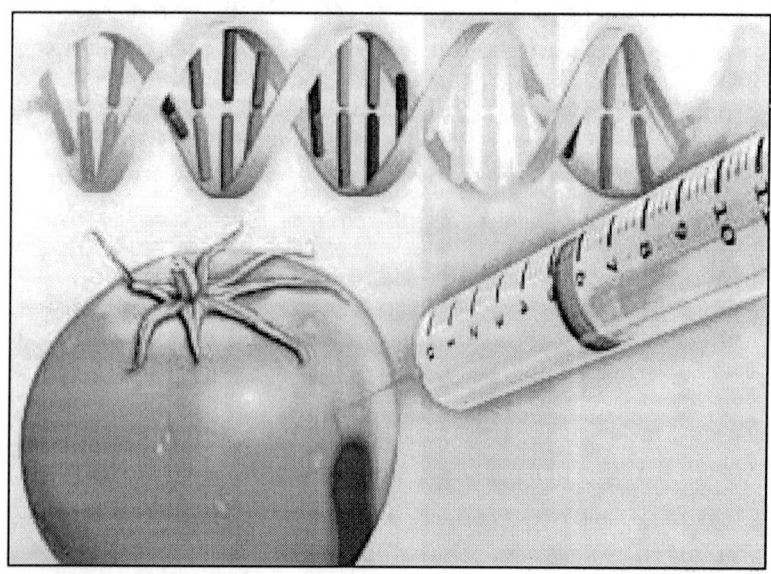

திற்குக் காரணங்களாக பூச்சி எதிர்ப்பு, நோய் எதிர்ப்பு, ஊட்டச்சத்து அதிகரிப்பு, விளைச்சல் அதிகரிப்பு, வறட்சி மற்றும் உப்புத் தன்மையைத் தாங்கிய நிலையிலும் பயிர் வளர்தல் போன்றவை கூறப்படுகின்றன. தோல் தடிமனான, சதைப்பற்றான தக்காளி கிடைக்க, அதில் உருளைக்கிழங்கின் மரபணுக்களை கலந்திருக் கின்றனர்.

பின்னர் விலங்குகளிலும் இம்முறை கையாளப்பட்டது. எடுத்துக்காட்டாக, 2006ஆம் ஆண்டு பன்றி ஒன்றிலிருந்து மோதிரப் புழு (அல்லது வட்டப்புழு) மரபணு கொண்டு ஒமேகா -3 கொழுப்பு அமிலம் சுரக்கச் செய்தது பெரும் சர்ச்சைக்குள்ளானது.

மரபணு மாற்றப்பட்ட பயிர்களிலிருந்து பெறப்படும் உணவானது, வழமையான முறையினால் பெறப்படும் உணவிலிருந்து மாறுபட்டு மனிதருக்குத் அதிக உடல்நலத் தீங்கு விளைவுகள் எதனையும் தருவதில்லை என்று அறிவியல் கருத்தொற்றுமை இருக்கின்ற போதிலும், இவ்வகைப் பயிர்களால் விவசாயிகளுக்குச் சில சூழலியல், பொருளியல் நன்மைகளும் கிடைக்கும் என்று கூறப்படு கின்றபோதிலும், இத்தொழில்நுட்பத்தின் அளவுக்கதிகமான பயன்பாடானது நன்மைகளை மீறித் தீமைகளையே தரும் எனக் கூறப்படுகின்றது.

மரபணு மாற்றப்பட்ட பயிர்கள் குறித்த பல விமர்சனங்கள் எழுந்த வண்ணமே உள்ளன. இவற்றினால் எழும் உடல்நிலை குறைகள் தொடர்பில் முழுவதும் அறியப்படாத நிலையில், இப்பயிர்களில் இருந்து பெறப்படும் உணவினால் கிடைக்கும் பாதுகாப்பற்ற தன்மை குறித்து எதிர்க் கருத்தாளர்கள் கேள்வி எழுப்புகின்றனர். உலக மக்களின் உணவுத் தேவையைப் பூர்த்தி செய்வதற்கு இத்தகைய பாதுகாப்பற்ற பயிர்ச்செய்கை அவசியம்தானா என்ற கேள்வியும் எழுந்துள்ளது. இவற்றின் சூழலியல் மற்றும் பொருளியல் சார் கவலைகளும் வெளியிடப்படுகின்றன. இவ்வாறு மாற்றப்பட்ட விதைகள் மீது, தங்களின் ஆய்வினால் வளர்த்தமை கருதி, தனி வணிக நிறுவனங்கள் அறிவுசார் உரிமை கோரவும் வாய்ப்புள்ளதால் பொதுவில் கிடைத்து வந்த விதைகள் அழிபட்டு விவசாயிகள் ஒரு

நிறுவனத்தையே எதிர்நோக்கியிருக்கும் வாய்ப்பும் பெருகும். மரபணு மாற்றமானது இந்தியாவை மலடாக்கும் சதி என்று தினமணி இதழில், ஆர்.எஸ்.நாராயணன் கூறியிருக்கின்றார்.

உணவு உயிரித் தொழில்நுட்பம் உணவு அறிவியலில் ஒரு கிளை. இது நவீன உயிரியல் ரீதியான தொழில்நுட்பங்கள் மூலம் உணவு உற்பத்தியை மேம்படுத்த உதவுவதாக அறியப்படுகிறது.

மரபணு மாற்று உணவுகள்

மரபணு மாற்றம் செய்யப்பட்ட பயிர்கள், அல்லது விலங்குகளி லிருந்து பெறப்படும் உணவு மரபணு மாற்று உணவு எனப்படு கின்றது. எ.கா. பாசில்லஸ் துரிஞ்சியென்சிஸ் என்ற மண்ணில் வாழும் ஒரு பாக்டீரியாவில் இருந்து பிரித்தெடுக்கப்படும் ஒரு வகை படிகப் புரதமான, அக நச்சான (crystal protein endotoxin) Cry 1Ac மரபணுவைக் கத்தரித் தாவரத்தின் மரபணுத் தொகைக்குள் செலுத்தி உருவாக்கப்படும் கத்தரிப் பயிரிலிருந்து பெறப்படும் உணவு மரபணு மாற்று உணவு வகையைச் சேரும். .

மரபணு மாற்றுப் பயிர் தொடர்பான சர்ச்சைகள்

மரபணு மாற்றுப் பயிர் குறித்தும், இம்முறையினால் பெறப்படும் உணவுகள் குறித்தும் பலவிதமான முரண்பாடான கருத்துக்கள் நிலவி வருகின்றன. பலர் இதையிட்டு சர்ச்சை செய்து வருகின்றனர். இந்தச் சர்ச்சையில் நுகர்வோர், உயிரித் தொழில்நுட்ப நிறுவனங்கள், இவற்றை ஒழுங்குபடுத்தும் அரசுத் துறைகள், அரசு சார்பற்ற அமைப்புக்கள், அறிவியலாளர்கள் என்று பலதரப்பட்ட மக்களும் பங்கெடுக்கின்றனர்.

சர்ச்சைக்குட்படும் முக்கியமான தலைப்புக்கள்:

- இவ்வகைப் பயிரினால் உடல்நலத்திலும், சூழலிலும் நிகழக் கூடிய தாக்கம்.

- இவ்வகைப் பயிரிலிருந்து பெறப்படும் உணவு வகைகள் அடையாளப்படுத்தப்பட (labeling) வேண்டுமா, இல்லையா?

- இந்தத் தொழில்நுட்பப் பயன்பாட்டில் அரசு எடுக்க வேண்டிய ஒழுங்கு நடவடிக்கைகள்.
- பீடைகளில் இந்தத் தொழில்நுட்பத்தினால், பீடைகொல்லிக்கான எதிர்ப்புத்தன்மை உருவாதல்.
- இத்தொழில்நுட்பத்தால் விவசாயிகளுக்கு ஏற்படக்கூடிய தாக்கம்.
- இந்தத் தொழில்நுட்பம் உலக மக்கள்தொகைக்கு உணவு வழங்கலில் ஆற்றக்கூடிய பங்கு.

மனித இனத்திற்கு மரபணு மாற்றுப் பயிரிலிருந்து பெறப்படும் உணவினால் விளையக்கூடிய தீங்கான விளைவுகள் எதுவும் இதுவரை அறிக்கையூடாக வெளியிடப்படவில்லை எனக் கூறப்படு கின்றது. ஆனாலும் இந்தக் கூற்றிலுள்ள தெளிவற்ற தன்மையினால், பல நாடுகள் மரபணு மாற்றுப் பயிரிலிருந்து பெறப்படும் உற்பத்திப் பொருட்கள் சந்தையில் விற்பனைக்கு வரும்போது, அவை 'மரபணு மாற்றுப் பயிர் உற்பத்தி' என அடையாளமிடப்பட வேண்டும் என்ற நிலையை எடுத்துள்ளன.

இதன் மூலம் நுகர்வோர் தாமே இந்த உணவைப் பயன்படுத்துவதா, இல்லையா என்ற முடிவை எடுக்க முடியும். இவ்வாறான அடையாளப்படுத்தல் ஐரோப்பிய ஒன்றியத்தில் இணைந்திருக்கும் 15 நாடுகள், ஜப்பான், ஆஸ்திரேலியா, பிரேசில், உருசியா போன்ற வளர்ச்சியடைந்த நாடுகள் உட்பட 64 நாடுகளில் நடைமுறையில் உள்ளதாக அறியப்பட்டுள்ளது. அதேவேளை ஐக்கிய அமெரிக்கா வில், இதற்குரிய சட்டம் எதுவும் இல்லை என்றும் அறியப்படு கின்றது.

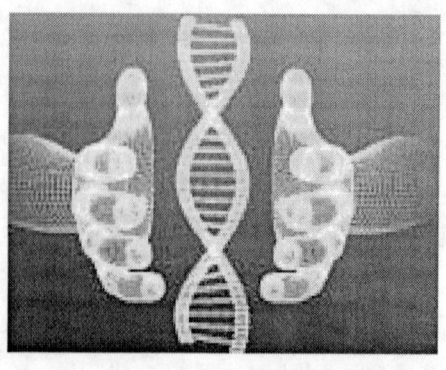

12. மரபணு மாற்றம் - நுகர்வோர் நலன்

மரபணு மாற்றப்பட்ட உயிரினங்கள் (GMOகள்) விவசாயம் மற்றும் உணவு உற்பத்தி துறையில் ஒரு சர்ச்சைக்குரிய பிரச்சனை யாக மாறியுள்ளன. அவற்றின் நன்மைகள் மற்றும் கவலைகள் பற்றிய விவாதங்களைத் தூண்டுகின்றன. மரபணு பொறியியல் நுட்பங்கள் மூலம் மரபணுப் பொருள் மாற்றப்பட்ட இந்த உயிரினங்கள், பயிர் விளைச்சலை அதிகரிக்கவும், பூச்சிகளை எதிர்க்கவும், உணவுப் பாதுகாப்புக் கவலைகளைத் தீர்க்கவும் அறிமுகப்படுத்தப் பட்டுள்ளன.

GMOகளின் நுணுக்கங்களை நாம் ஆராயும்போது, அவை ஏற்படுத்தும் அபாயங்கள் மற்றும் நெறிமுறைக் கவலைகளுக்கு எதிராக அவை விவசாயத்திற்குக் கொண்டு வரும் நன்மைகளை எடை போடுவது முக்கியம். இந்த கட்டுரை GMOகளின் பன்முகத் தன்மையை ஆராய்வதை நோக்கமாகக் கொண்டுள்ளது. அவற்றின் நேர்மறையான பங்களிப்புகள் மற்றும் அவற்றின் பரவலான பயன்பாட்டைச் சுற்றியுள்ள இடஒதுக்கீடு ஆகிய இரண்டையும் ஆராய்கிறது.

அதிகரித்த பயிர் விளைச்சல் மற்றும் உணவுப் பாதுகாப்பு :

விவசாயத்தில் GMOகளின் முதன்மையான நன்மைகளில் ஒன்று பயிர் விளைச்சலை கணிசமாக அதிகரிக்கும் திறன் ஆகும். பூச்சிகள், நோய்கள் மற்றும் கடுமையான சுற்றுச்சூழல் நிலைமை களுக்கு எதிர்ப்பை மேம்படுத்தும் மரபணுக்களை அறிமுகப்படுத்து வதன் மூலம், மரபணு மாற்றப்பட்ட பயிர்கள் சவாலான சூழ்நிலை களில் செழித்து வளர முடியும். இந்த அதிகரித்த பின்னடைவு மிகவும் நிலையான மற்றும் பாதுகாப்பான உணவு விநியோகத்திற்கு பங்களிக்கிறது. குறிப்பாக பயிர் தோல்விகள் மற்றும் உணவு பற்றாக்குறையால் பாதிக்கப்படக்கூடிய பகுதிகளில் வளர்ந்து வரும் மக்கள் தொகையுடன் போராடும் உலகில், GMOக்கள் அதிகரித்து வரும் உணவுக்கான தேவைக்கு ஒரு நம்பிக்கைக்குரிய தீர்வை வழங்குகின்றன.

பூச்சிகள் மற்றும் நோய்களுக்கு எதிர்ப்பு:

மரபணு மாற்றப்பட்ட பயிர்கள் குறிப்பிட்ட பூச்சிகள் மற்றும் நோய் களுக்கு எதிர்ப்பை வெளிப்படுத்தும் வகையில் வடிவமைக்கப் பட்டு, இரசாயன பூச்சிக்கொல்லிகளின் தேவையை குறிக்கும். இது பாரம்பரிய பூச்சிக் கட்டுப்பாட்டு முறைகளுடன் தொடர்புடைய சுற்றுச்சூழல் பாதிப்பைக் குறைப்பது மட்டுமல்லாமல், விவசாயிகள் மற்றும் நுகர்வோருக்கு ஏற்படும் உடல்நல அபாயங்களைக் குறைக்கிறது. கூடுதலாக, இரசாயன பூச்சிக்கொல்லிகளின் மீதான நம்பகத்தன்மை குறைவான நிலையான விவசாய நடைமுறை களுக்கு பங்களிக்கிறது. ஆரோக்கியமான மற்றும் மிகவும் சீரான சுற்றுச்சூழல் அமைப்பை வளர்க்கிறது.

பயிர்களின் ஊட்டச்சத்து உள்ளடக்கத்தை அதிகரிப்பதன் மூலம் ஊட்டச்சத்து குறைபாடு பற்றிய கவலைகளை நிவர்த்தி செய்யும் திறன் GMOகளுக்கு உள்ளது. உதாரணமாக உயிர்ச் செறிவூட்டப் பட்ட பயிர்கள் வைட்டமின்கள் மற்றும் தாதுக்கள் போன்ற அத்தியாவசிய ஊட்டச்சத்துக்களை அதிக அளவில் கொண்டிருக்கும் வகையில் உருவாக்கலாம். இந்த அணுகுமுறை ஊட்டச்சத்து குறைபாடுகளுக்கு ஒரு சாத்தியமான தீர்வை வழங்குகிறது.

குறிப்பாக பல்வேறு மற்றும் சத்தான உணவுகளுக்கான அணுகல் குறைவாக உள்ள பகுதிகளில் GMOகளை வளர்ப்பது சுற்றுச்சூழலில் எதிர்பாராத விளைவுகளை ஏற்படுத்தக்கூடும் என்று விமர்சகர்கள் வாதிடுகின்றனர்.

மரபணு மாற்றப்பட்ட மற்றும் மாற்றப்படாத பயிர்களுக்கு இடையிலான குறுக்கு இனப்பெருக்கம், மரபணு ஓட்டம் என அழைக்கப்படுகிறது. இது சூப்பர் வைட்களின் சாத்தியமான தோற்றம் அல்லது பல்லுயிர் இழப்பு பற்றிய கவலைகளை எழுப்பு கிறது. கூடுதலாக, மரபணு மாற்றப்பட்ட உயிரினங்களின் நீண்ட கால சுற்றுச்சூழல் தாக்கம் தொடர்ந்து ஆராய்ச்சி மற்றும் விவாதத்தின் தலைப்பாக உள்ளது.

GMOகளைச் சுற்றியுள்ள மற்றொரு முக்கிய கவலை மனித ஆரோக்கியத்தில் சாத்தியமான தாக்கமாகும். ஒழுங்குமுறை அமைப்புகள் பல மரபணு மாற்றப்பட்ட பயிர்கள் நுகர்வுக்கு பாது காப்பானவை என்று கருதினாலும், சில தனிநபர்கள் மற்றும் நிறுவனங்கள் மரபணு மாற்றப்பட்ட உணவுகளை உட்கொள்வ தால் ஏற்படும் நீண்டகால விளைவுகள் குறித்து முன் பதிவுகளை வெளிப்படுத்துகின்றன. GMOகளின் ஒவ்வாமை மற்றும் நச்சுத் தன்மை ஆகியவை முழுமையான அறிவியல் ஆய்வு தேவைப்படும் சர்ச்சைக்குரிய பிரச்சனையாக இருக்கின்றன.

உயிரினங்களின் மரபணு மாற்றம், வாழ்க்கையின் அடிப்படைக் கட்டுமானத் தொகுதிகளை சேதப்படுத்துவது தொடர்பான நெறி முறை கேள்விகளை எழுப்புகிறது. தாவரங்கள் மற்றும் விலங்குகளின் மரபணு அமைப்பை மாற்றுவது எதிர்பாராத விளைவுகளை ஏற்படுத்தலாம் என்றும், சாத்தியமான அபாயங்கள் உணரப்பட்ட நன்மைகளை விட அதிகமாக இருக்கலாம் என்றும் விமர்சகர்கள் வாதிடுகின்றனர். GMOகளைச் சுற்றியுள்ள நெறிமுறை குழப்ப மானது, விதைகள் மற்றும் அறிவுசார் சொத்துரிமைகள் மீதான பெருநிறுவனக் கட்டுப்பாட்டின் சிக்கல்களுக்கு விரிவடைகிறது. இது சிறிய, வளங்களைக் கட்டுப்படுத்தும் விவசாயிகளுக்கு விவசாய முன்னேற்றங்களுக்கான அணுகலைக் கட்டுப்படுத்தலாம்.

தகவலறிந்த முன்னோக்குகளை வடிவமைப்பதில் கல்வி முக்கிய பங்கு வகிப்பதால், GMOகள் போன்ற சிக்கலான சிக்கல்களைப் பற்றிய நுணுக்கமான புரிதலை வளர்ப்பதன் முக்கியத்துவத்தை டெல்லி உலக பொதுப் பள்ளிகள் அங்கீகரிக்கின்றன. ஒரு முழுமையான கல்வியை வழங்குவதற்கான எங்கள் அர்ப்பணிப்பு, கல்வியில் சிறந்து விளங்குவதைத் தாண்டி விமர்சன சிந்தனை திறன்களை வளர்ப்பது வரை நீண்டுள்ளது. மரபணு மாற்றப்பட்ட உயிரினங்களின் நன்மை தீமைகள் போன்ற தலைப்புகளைப் பற்றிய விவாதங்களில் மாணவர்களை ஈடுபடுத்துவதன் மூலம், தகவல்களை பகுப்பாய்வு செய்யவும், பல்வேறு கண்ணோட்டங்களைக் கருத்தில் கொள்ளவும், தகவலறிந்த முடிவுகளை எடுக்கவும் அவர்களுக்கு அதிகாரம் அளிக்கிறோம்.

முடிவில், விவசாயம் மற்றும் உணவு உற்பத்தியில் மரபணு மாற்றப்பட்ட உயிரினங்களின் பயன்பாடு இரட்டை முனைகள் கொண்ட வாள் ஆகும். இது நியாயமான கவலைகளை எழுப்பும் போது சாத்தியமான நன்மைகளை வழங்குகிறது. டெல்லி வேர்ல்ட் பப்ளிக் ஸ்கூல் (கிரேட்டர் நொய்டாவில் உள்ள உயர்நிலைப் பள்ளி) கல்வியில் முன்னணியில் இருப்பதால், GMOகள் போன்ற சிக்கல்களின் பன்முகத்தன்மையை ஆராய மாணவர்களை ஊக்குவிக்கிறது. இது ஒரு சீரான மற்றும் தகவலறிந்த அணுகுமுறையை ஊக்குவிக்கிறது. பயோடெக்னாலஜியில் முன்னேற்றங்கள் தொடர்வதால், மரபணு மாற்றப்பட்ட உயிரினங்களால் ஏற்படும் சவால்களை எதிர்கொள்வதில், கொள்கை வகுப்பாளர்கள், விஞ்ஞானிகள், கல்வியாளர்கள் மற்றும் பொது மக்கள் ஒத்துழைத்து, நமது உலகளாவிய உணவு அமைப்பில் அவற்றின் ஒருங்கிணைப்புக்கு நிலையான மற்றும் பொறுப்பான அணுகுமுறையை உறுதி செய்வது அவசியம். GMOகளில் நடந்து கொண்டிருக்கும் உரையாடல், அறிவியல், நெறி முறைகள் மற்றும் விவசாயத்தின் எப்போதும் வளரும் குறுக்கு வெட்டை பிரதிபலிக்கிறது. இது நமது கிரகத்தின் எதிர்காலத்தையும் வரவிருக்கும் தலைமுறைகளையும் வடிவமைக்கிறது.

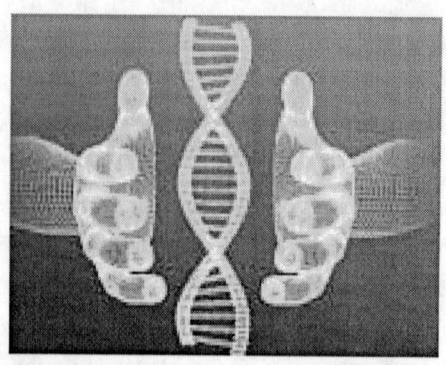

13. பசுமைப் புரட்சியின் அலங்கோலம்

நமது சமகாலத்திலேயே வாழ்ந்த சமரசமில்லா போராளி நம்மாழ்வார். அவருடைய காலத்திலேயே போராட்டத்துக்கான பலனை அறுவடை செய்தவர் அவர்.

பசுமைப் புரட்சி, நியூட்ரினோ, மீத்தேன், உலகமயமாக்கல் உள்ளிட்ட விவசாய அழிப்புத் திட்டங்களை சமரசமில்லாமல் எதிர்த்தவர்.

நம்மாழ்வாரின் வாழ்வை நினைவு கூறும்போது இரண்டு அம்சங் களைத் தவிர்க்க முடியாது. ஒன்று வேம்புக்கான காப்புரிமையை மீட்டுக் கொடுத்தது. மற்றொன்று வானகம் எனும் வேளாண் பெருங்காடு.

அமெரிக்காவைச் சேர்ந்த W.R.கிரேஸ் என்ற நிறுவனம், வேப்பங் கொட்டையை அரைத்து பூச்சி பாதித்த செடிகளுக்கு மேல் தெளித் தால் அந்த நோய் குணமாகிறது என்று கூறி அதற்கு அறிவுசார் சொத்துரிமை (Intellectual Property Rights) என்ற சட்டத்தின் கீழ் காப்புரிமை பெற்றிருந்தது.

அதற்கு எதிராக டெல்லியைச் சேர்ந்த சுற்றுச்சூழல் போராளி வந்தனா சிவா, என்பவர் சர்வதேச நீதிமன்றத்தில் வழக்கு தொடுத்திருந்தார்.

அது தொடர்பான வழக்கு ஜெர்மனியில் நடைபெற்றது. அந்த வழக்கு தொடர்பாக வந்தனா சிவா, நம்மாழ்வார் உள்ளிட்ட இந்தியாவைச் சேர்ந்த சுற்றுச்சூழல் ஆர்வலர்கள் ஐந்து பேர் ஜெர்மனிக்குச் சென்றனர்.

அது தொடர்பான விசாரணையில், வேப்பங்கொட்டையை மருந்தாகப் பயன்படுத்துவது என்பது இந்தியாவில் ஆயிரமாயிரம் ஆண்டு காலமாக பயன்படுத்தப்பட்டு வரும் நடைமுறை. குறிப்பாக தமிழ்ச் சமூகத்தில் வேப்பமரத்தின் பங்கு அதிகமானது. எனவே W.R.கிரேஸ் நிறுவனம் உரிமை கொண்டாட முடியாது என்று வாதிட்டனர். அதனைக் கடந்து பல்வேறு நாடுகளிலுமுள்ள சுற்றுச்சூழல் ஆர்வலர்களுடன் இணைந்து தொடர் போராட்டத்தில் ஈடுபட்டனர்.

அவர்களுடைய வாதத்துக்கு பையோ பைரசி (Bio – Piracy) என்ற வார்த்தையை W.R.கிரேஸ் நிறுவனத்துக்கு எதிராகப் பயன்படுத்தினர். அதன் விளைவாக W.R.கிரேஸ் நிறுவனத்துக்கு வழங்கப்பட்டிருந்த வேப்பங்கொட்டையை காப்புரிமை திரும்பப் பெறப்பட்டது. சுமார் 10 ஆண்டு கால சட்டப் போராட்டத்துக்கு கிடைத்த வெற்றி அது.

நம்மாழ்வார் ஒரு போதும் விவசாயத்தை வெறும் பணம் சம்பாதிக்கும் தொழிலாகப் பிரித்து வகைப்படுத்தியது கிடையாது. விவசாயம் என்பது வாழ்வின் அங்கம் என்பதே அவர் உறுதியாக வலியுறுத்த விரும்பியது. அவர் உணவுச் சங்கிலி குறித்த நுட்பமான அறிவைக் கொண்டிருந்தார். கால்நடைகளின் வீழ்ச்சி இயற்கை வேர்களின் வீழ்ச்சி என்பதை நம்மாழ்வார் புரிந்து வைத்திருந்தார்.

இந்தியா முழுக்க சுதந்திர போராட்டத்திற்காக சுற்றி வந்த காந்தி இந்தியாவின் மையமான வார்தா என்ற இடத்தில் தன்னுடைய

ஆசிரமத்தை அமைத்தார். அதே போல நம்மாழ்வார் தமிழகத்தின் மையமான திருச்சி மண்டலத்துக்கு உட்பட்ட கரூர் மாவட்டத்தில் இருக்கும் கடவூர் கிராமத்து சுருமான்பட்டி அருகே தன்னுடைய வானகம் என்ற இயற்கை பண்ணையை அமைத்தார்.

நம்மாழ்வார் சில வேளாண் கல்வி படித்த இளைஞர்களை, நேர்மையான விவசாயிகளை எல்லாம் தன்னுடன் சேர்த்துக் கொண்டு கரூர் மாவட்டத்திலுள்ள கடவூர் ஜமீனுக்கு சொந்தமான நிலம் ஒன்றை வாங்கி, சுண்ணாம்பு நிலமாக இருந்த அந்த நிலத்தை மெல்ல மெல்ல அதை பசுங்காடுகளாக மாற்றினார்.

அந்தப் பசும் காடு வானகம் ஆக மாறியது. அந்த வானகத்திற்கு என்று மூன்று இலக்குகளை உருவாக்கினார் நம்மாழ்வார்.

நஞ்சில்லா உணவு, மருந்தில்லா மருத்துவம், சுவரில்லா கல்வி போன்றவை. இவை தான் இந்த நாட்டிற்கு மிக முக்கியமான தேவை யாக இருக்கிறது. அந்த முக்கியமான தேவைகளை வானகத்தின் இலக்காக வைத்துக் கொண்டு இளைஞர்களை செயல்பட வைத்தார் நம்மாழ்வார்.

கொழுஞ்சி, புது நிலவு, எழுங்கதிர், எதிர்காலம், திருமாலிருஞ் சோலை போன்ற இயற்கை வேளாண்மைப் பண்ணைகள் அனைத்தும் நம்மாழ்வாரின் தூண்டுதலால் அவருடைய நம்பிக்கை வார்த்தைகளால் உருவானவை.

மீத்தேன் எதிர்ப்புப் போராட்டத்தின் போது நம்மாழ்வாரின் உயிர் இயற்கையோ இணைந்தது.

நம்மாழ்வாரின் உடல் அவருடைய பிறந்த ஊருக்கு எடுத்துச் செல்லப்பட்டு பிறகு அவர் ஆசையாக உருவாக்கிய கரூர் மாவட்டத் திலுள்ள வானகத்தில் அவருடைய உடல் விதைக்கப்பட்டது.

இந்தியாவின் மிக முக்கியமான பொக்கிஷமான வேப்ப மரத்தின் காப்புரிமையை வெளிநாட்டினர் ஏமாற்றிப் பெற்றுக் கொண்ட போது அதனை எதிர்த்துப் போராடிய போராளிகளில் ஒருவர் நம்மாழ்வார்.

வேப்ப மரத்தின் காப்புரிமை நம் நாட்டிற்கு கிடைத்து விட்டது என்றதும் மகிழ்ச்சி அடைந்த நம்மாழ்வாரை செங்கல்பட்டில் பாராட்டிய அவருடைய சீடர்கள் அவருக்கு வேம்பாழ்வார் என்று பட்டம் சூட்டி மகிழ்ந்தனர்.

வேம்பாழ்வாரின் உடல் வானகத்தில் புதைக்கப்பட்ட பிறகு அந்த இடத்தில் ஒரு வேப்பங்கன்று நட்டு வைத்தனர் அவருடைய குடும்பத்தினர்.

உலகிலிருந்து பல இளைஞர்கள் நம்மாழ்வாரின் வானகம் பண்ணைக்கு தேடி வந்து இயற்கை விவசாயம் செய்வது எப்படி என்று பயிற்சி பெற்று 'உயிர் வாழ் விவசாயம்' என்ற சான்றிதழுடன் விவசாயம் செய்யத் தொடங்குகின்றனர்.

'பூமி நமது தாய். அந்தத் தாய்க்கு என்னவெல்லாம் நேரிடுகிறதோ அதுவே அவளுடைய பிள்ளைகளான நமக்கும் நாளை நேரிடும். ஏனெனில் பூமி மனிதனுக்குச் சொந்தமானது அல்ல. மனிதன் தான் பூமிக்கு சொந்தமானவன்' என்கிறார் நம்மாழ்வார்.

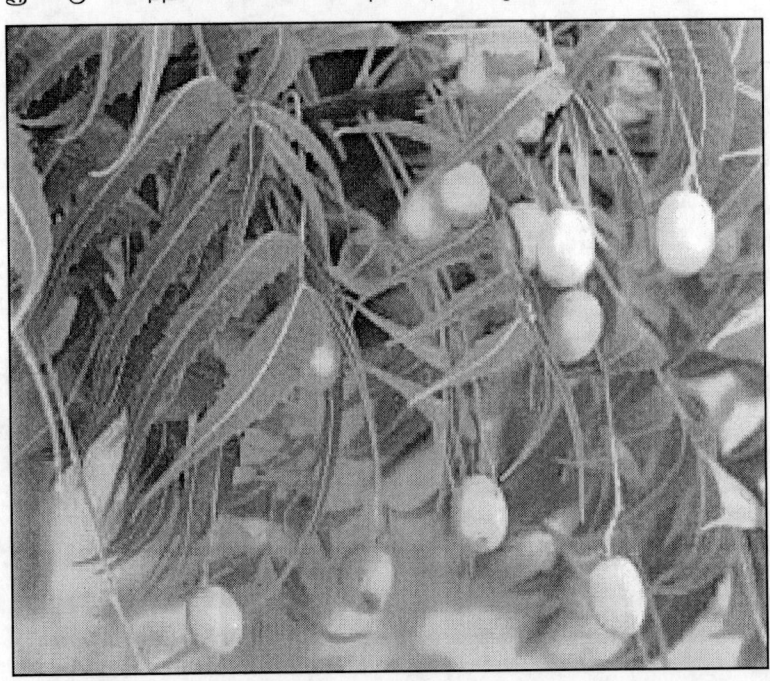

லட்சக்கணக்கானோருக்கு இயற்கை விவசாயப் பயிற்சி கொடுத்த நம்மாழ்வார் இயற்கை விவசாயம் பற்றிக் களம் இறங்கிக் கற்றுக் கொண்டது பாண்டிச்சேரி ஆரோவில்லில் இருக்கும் பெர்னார்டுவிடம் தான்.

மேற்கத்திய நாடுகளின் விவசாய முறைகள், அங்குள்ள விவசாயம் குறித்த நிறைய புத்தகங்களை நம்மாழ்வாருக்கு அறிமுகம் செய்து வைத்தவரும் இவரே.

பாரம்பரிய விதை ரகங்களை அதிகம் நேசித்தவர் நம்மாழ்வார். அதைப் பற்றிப் பேச்சு வரும்போதெல்லாம் மத்திய நெல் ஆராய்ச்சி நிலையத்தின் இயக்குநராக இருந்த ராதேலால் ஹெர்லால் ரிச்சார்யாவைக் குறிப்பிட்டுப் பேசுவார்.

இந்தப் பூவுலகு பல லட்சம் வருடங்களைக் கடந்தது. அதில் மனித இனத்தின் பங்களிப்பு சில ஆயிரம் ஆண்டுகளே இருக்கும். மனித இனம் பூவுலகுக்கு எதிரானதாக இருந்தால் அவர்களை பூமியும் விழுங்குவதற்கு தயங்காது என்பதே யதார்த்தம். பசுமை புரட்சி தொழில் மயமாக்கம், சூழல் மாசடைதல் தொடர்பான விமர்சனங் களை முன்வைத்தவர் இயற்கை விவசாயி நம்மாழ்வார்.

இயற்கை வழி வேளாண்மை தான் நாளைய சமுதாயத்திற்கு முக்கியம் என்பதை உணர்த்தியவர் இவர். பூச்சிக்கொல்லிகள் மூலம் நமது இயற்கை விவசாயம் பாதிக்கப்பட்டுக் கொண்டிருக்கிறது என்பதை மக்களுக்கு விழிப்புணர்வு ஏற்படுத்தும் நிலையில் ஒவ்வொரு ஊராக நடை பயணமாக சென்று தன்னால் முடிந்த வரை எவ்வளவு பங்காற்ற முடியுமோ அவ்வளவு பங்காற்றினார் நம்மாழ்வார்.

பூச்சிக் கொல்லிகள், மீத்தேன் வாயு திட்டம் மரபணு சோதனைகள் பிடிகத்திரிக்காய்க்கு அனுமதி இவற்றுக்கு எதிராகப் போராடியவர் நம்மாழ்வார்.

இன்றைய இளைய சமூகத்தின் மீது அதீத நம்பிக்கை உள்ளவர். நாளைய தலைமுறைக்கான உணவு நல்ல உணவாக அமையுமா என்பது சந்தேகமாய் தான் இருக்கிறது. இவற்றை எதிர்த்துப் போராடியவர் நம்மாழ்வார். தமிழகத்தில் இயற்கை அறிவு சார்ந்த

எந்த ஒரு விஷயமாக இருந்தாலும் அதற்கு முன்னால் நிற்பவர் இவராகத்தான் இருப்பார்.

நகரமயமாக்கப்படல், கிராமங்கள் அழிக்கப்படுதல் போன்ற காரணிகள் மூலமாக விவசாயம் அழிந்து கொண்டே வருகிறது. தொழில் மயமாக்கம் என்பது நமது மக்களின் வாழ்வியல் பணம் சார்ந்த ஒரு விசயமாகக் கருதப்படுகிறது.

கிராமங்கள் மேம்படுத்தப்பட வேண்டும் என்பது நம்மாழ்வாரின் முக்கிய நோக்கம். ஒற்றுமை என்பது இளைஞர்களிடம் மிகவும் எளிதாக வந்து விடுகிறது.

இன்றைய இளைஞர்கள் மத்தியில் இயற்கை விவசாயத்தின் மீதான அன்பு அதிகமாக உள்ளது. ஆனால் குடும்ப சூழ்நிலை, பணம், கௌரவம் போன்ற சில காரணிகளால் அவர்கள் நகரத்தை நோக்கி நகர்ந்து கொண்டிருக்கிறார்கள்.

சமூகம் என்பது மனிதன் மட்டுமே அடங்கியதல்ல, பிராணிகள், பறவைகள், பூச்சிகள் உள்ளிட்ட அனைத்துக்கும் வாழ்வளிப்பதே உண்மையான சமூகம். இதற்குப் பங்களிப்பது இயற்கை விவசாயம்.

சின்னச்சின்ன தன்னார்வக் குழுக்கள் முன்னெடுக்கும் இயற்கை வேளாண்மையை இந்தியாவிலுள்ள 47 வேளாண்மை பல்கலைக் கழகங்களும் எதிர்க்கின்றன. அதையும் கடந்து செயல்படும் தன்னார்வ குழுக்களோடு பயணிப்பதே எனக்கு உவப்பானதாக இருக்கிறது. ஒரு ஆவணப் படத்திற்காக நம்மாழ்வார் பேசிய வார்த்தைகள் இது.

தெலுங்கானா மாநிலத்தில் செகந்திராபாத்தில் உள்ள நீடித்த வேளாண்மைக்கான மையத்தின் இயக்குநர் வேளாண் விஞ்ஞானி ராமனாஞ்சநேயலு இந்த அமைப்பின் மூலம் இந்தியாவில் 6 மாநிலங்களில் இயற்கை விவசாயத்தை பரப்பி வருகிறார்.

அவர் நம்மாழ்வாரைப் பற்றிக் கூறும் போது, முன்கூட்டியே பூச்சி களைக் கண்டறிவதற்காக வயல்வெளிப் பள்ளி என்ற பெயரில் விவசாயிகளுக்கு பயிற்சி கொடுத்தோம். கேரளாவில் இயற்கை வேளாண் கொள்கை கொண்டு வருவதற்கும் நம்மாழ்வார் பங்களித் திருக்கிறார் என்றார்.

மேலும், அவர் கூறும் போது, "இந்திய வேளாண் ஆராய்ச்சிக் கழகத்தில் விஞ்ஞானியாகப் பணிபுரிந்து வந்தேன். 1986 ஆம் ஆண்டு முதலே ஒருங்கிணைந்த ஆந்திரப்பிரதேசத்தில் (தெலுங்கானா, ஆந்திரா பல்வேறு இடங்களில் விவசாயத் தற்கொலைகள் நடந்து வந்தன.

குறிப்பாக தெலுங்கானா மாநிலத்திலுள்ள எனபாவி கிராமத்தில் பருத்திச் சாகுபடி செய்யும் விவசாயிகள் நிறைய பேர் தற்கொலை செய்து கொண்டனர். அந்தத் தற்கொலைகள் என்னை பாதித்தன.

ஒரு கட்டத்தில் தற்கொலைகளைத் தடுக்கும் விதமாக ஏதாவது செய்ய வேண்டும் என்று எண்ணினேன். அது குறித்து ஆராய்ந்தேன். அப்போது இந்திய அளவில் சிலர் இயற்கை விவசாயத்தை முன்னெடுத்து வந்தனர்.

குஜராத்தில் பாஸ்கர்சாவே, மகாராஷ்ட்டிராவில் சுபாஷ் பாலேக்கர், தமிழ்நாட்டில் நம்மாழ்வார், கர்நாடகாவில் நாராயண ரெட்டி, கோவாவில் கிளாடு ஆள்வாரிஸ் ஆகியோரின் பணிகள் முக்கியமானதாக இருந்தன. 2004 ஆம் ஆண்டு முதலே நம்மாழ்வா ரோடு தொடர்பிலிருந்தேன்.

2005 ஆம் ஆண்டு பூச்சிக்கொல்லி பயன்பாட்டைக் குறைக்கும் திட்டத்தையும் ஆந்திர மாநில அரசோடு இணைந்து முன்னெடுத் தோம். இதன் மூலம் 1500 கிராமங்களில் 35 லட்சம் ஹெக்டேர் பரப்பளவில் 18 மாவட்டங்களில் பூச்சிக்கொல்லி பயன்பாட்டை குறைத்தோம். இந்தப் பணியை மூன்று ஆண்டுகளில் முடித்தோம்.

பதினைந்து வருடங்களுக்கு முன்னர் இயற்கை விவசாயத்தின் தேவையை உணர்த்தும் வகையில் 'டேக்கிங் ரூட்ஸ்' (Taking Roots) என்ற பெயரில் ஆவணப் படத்தை எடுத்து வெளியிட்டோம். அதில் பாஸ்கர் சர்வே, நம்மாழ்வார், சுபாஷ் பாலேக்கர் போன்றோர் இயற்கை விவசாயத்தைப் பற்றிப் பேசினார்கள். எங்களுடைய பயிற்சிகளில் அதைத் திரையிட்டு காட்டுகிறோம். நம்மாழ்வார் ஹைதராபாத்துக்கும் வந்திருக்கிறார். நாங்கள் வேலை செய்யும் எனபாவி, புனுகுலு கிராமங்களுக்கும் அழைத்துச் சென்றிருக்கிறோம்.

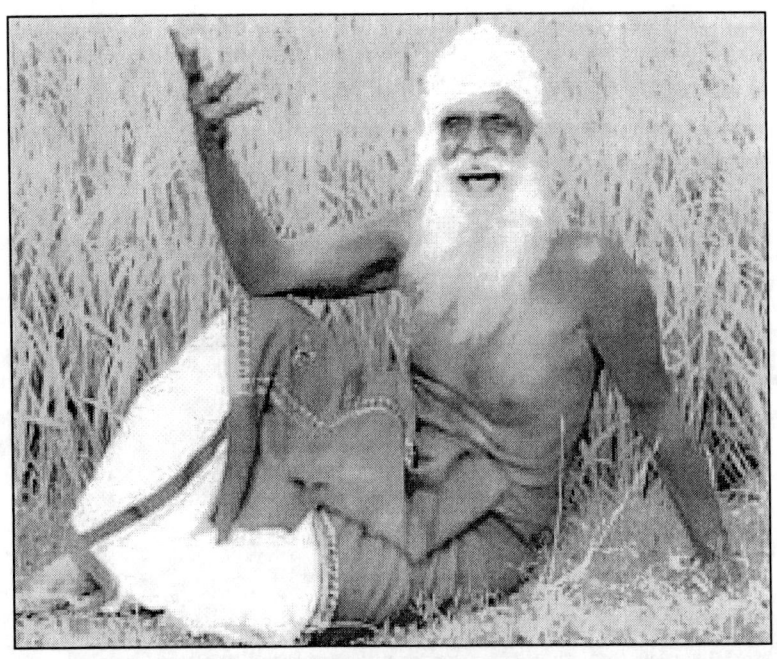

இயற்கை விவசாயத்தை எப்படிக் கொண்டு செல்ல வேண்டும் என்ற விவாதத்தையும், கூட்டத்தையும் ஹைதராபாத்தில் நடத்தி யிருக்கிறோம். அப்போதெல்லாம் ஹைதராபாத்துக்கு வந்து பங்களித்திருக்கிறார்.

எப்படி விவசாயிகளோடு இணைந்து பணியாற்ற வேண்டும், எப்படி இணைந்து பணியாற்றினால் சிறப்பான விஷயத்தைக் கொண்டு வர முடியும் என்பதையெல்லாம் சொல்லிக் கொடுத்திருக்கிறார் நம்மாழ்வார். நம்மாழ்வாரின் இயற்கை விவசாயத் தொழில்நுட்பங் களையும் எங்களுடைய விவசாயிகளுக்குச் சொல்லிக் கொடுத்து வருகிறோம்.

ரசாயன விவசாயத்துக்கான அரசியல் பெரிது. இயற்கை விவசாயத்தை பரவலாக்குவது ஒரு நீண்ட பயணம். இதை அனைவரும் சேர்ந்து தான் முன்னெடுக்க முடியும்."

◼

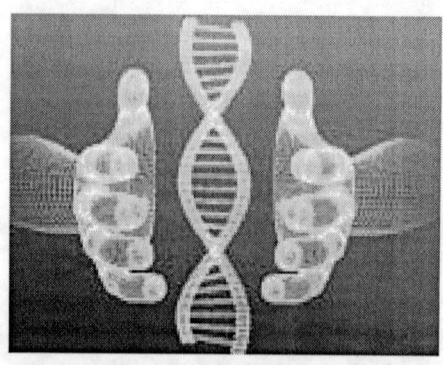

14. மரபணு மாற்றப் பயிரும் சந்தை அரசியலும்

மரபணு மாற்றப்பட்ட கத்தரிக்காயையும், அதைத் தொடர்ந்து அனைத்து மரபணு மாற்றப்பட்ட பயிர்களையும் சந்தையில் அறிமுகப்படுத்த வழி ஏற்பட்டுள்ளது. மரபணு மாற்று தொழில் நுட்பத்தை வேளாண்மையில் பயன்படுத்துவதற்கு தொழில்நுட்ப நிபுணர்களில் ஒரு தரப்பினரும், சுற்றுச்சூழல் ஆர்வலர்களும், இயற்கை விவசாயிகளும் கடும் எதிர்ப்பு தெரிவித்து வருகின்றனர்.

இந்நிலையில், மரபணு மாற்றப்பட்ட கத்தரிக்காய்களை சந்தையில் அறிமுகப்படுத்தும் முன் இது குறித்து அனைத்து தரப்பினரிடமும் விரிவான விவாதங்கள் நடத்தப்படும் என்று மத்திய சுற்றுச்சூழல் அமைச்சர் ஜெய்ராம் ரமேஷ் உறுதி அளித்துள்ளார்.

ஒரு உயிர் அதன் தன்மைகளை அடுத்த சந்ததிக்கு மாற்ற உதவும் அணுவை மரபணு (DNA) என்று சொல்கிறோம். இந்த மரபணுதான் தாய், தந்தையின் உருவ அமைப்புகளையும், குணாதிசயங்களையும் குழந்தைகளுக்கு கடத்துகிறது. இது மனிதர்கள் மட்டுமல்லாமல் விலங்குகள், தாவரங்கள் ஆகிய அனைத்து உயிரிகளுக்கும் பொது வானது.

இந்த மரபணுக்கள் குறித்த முழுமையான உண்மைகளை மனித இனம் இன்னும் கண்டறியவில்லை. ஆய்வுகள் தொடர்ந்து நடந்து வருகின்றன. இந்த ஆய்வுகளின் ஒரு பகுதியாகவே மரபணுவை மாற்றி அமைக்கும் ஆய்வுகளும் தொடர்ந்து வருகின்றன.

மாங்கனிகளில் ஒட்டு மாங்கனி என்று ஒரு வகையை கேள்விப் பட்டிருக்கலாம். நல்ல ருசியுள்ள மா வகையையும், நல்ல விளைச்சல் தரக்கூடிய மா வகையையும் இணைக்கும் விதத்தை உயர்நிலைப் பள்ளியில் உயிரியல் பாடத்தில் படித்திருப்போம். இரு மரக்கிளை களை விவசாயிகளே இணைத்து இந்த புதிய ரகங்களை உருவாக்கி விடுவார்கள். இரண்டு நல்ல குணங்களையும் இணைத்து கிடைக்கும் பழத்தின் விதை புதிய வீரிய ரக மாமரத்தை உருவாக்கும். மனித முயற்சிகள் இன்றி இயற்கையிலேயே பல வீரிய ரக உயிரினங்கள் தோன்றியுள்ளன.

இதை புரிந்து கொள்ள உயிர்களின் தோற்றத்தை ஆய்வு செய்து விளக்கிய அறிவியல் மேதை சார்லஸ் டார்வினின் இயற்கைத் தேர்வு கொள்கையை படித்தால் முழுமையாக புரியும்.

ஆரோக்கியமான உயிரினங்களை உற்பத்தி செய்வதற்காகவே இயற்கையும், மனிதர்களும் இது போன்ற உத்திகளை கையாண்டுள் ளனர்.

மரபணு மாற்று தொழில்நுட்பத்தை எதிர்ப்பவர்கள் எதற்காக எதிர்க்கின்றனர்?

அறிவியலும், தொழில்நுட்பமும் மனித வாழ்வின் மேம்பாட்டுக்கு மிகவும் அவசியம் என்றாலும் அதை பயன்படுத்துவதில் சில அம்சங் களை கவனிக்க வேண்டும் என்ற வாதம் முன் வைக்கப்படுகிறது. அறிவியலை வழிபடும் சில மேதைகள் அதன் எதிர்விளைவுகள் மற்றும் தீயவிளைவுகள் குறித்து சிந்திக்க மறந்து விடுவதாக அல்லது மறுத்து விடுவதாக புகார்கள் கூறப்படுகிறது.

அறிவியலும் அறம் சார்ந்து இருக்க வேண்டும் என்று அறிவியல் மேதைகளிலேயே ஒரு தரப்பினர் கூறுகின்றனர். அறத்தை மறந்து பல அறிவியல் மேதைகள் செயல்படுவதால் மனித இனத்திற்கு

பேரழிவுகள் ஏற்படுவதாகவும் இந்த தரப்பினர் சுட்டிக்காட்டு கின்றனர்.

இயற்கையிலும், இயற்கையை சீரழிக்காத மனித முயற்சி களிலும் மரபணு மாற்றம் ஏற்படுவதில் எந்த சிக்கலும் இருப்ப தில்லை. ஆனால் இயற்கைக்கு சவால் விடும் வகையில் நடக்கும் நிகழ்வுகளை இயற்கை ஏற்பதில்லை. அதற்கு உரிய எதிர்விளைவு களை மனிதர்கள் சந்திக்க வேண்டிய நிலை ஏற்படுகிறது.

மனித முயற்சியில் குதிரையையும், கழுதையையும் இணைத்து ஒரு புதிய விலங்கு உருவாக்கப்பட்டது. அதன் பெயர் கோவேறுக் கழுதை. இந்த விலங்கு கழுதையைப் போல் பொதியும் சுமக்கும், குதிரையைப் போல் வேகமாகவும் செல்லும். ஆனால் இந்த புதிய விலங்கு மற்ற விலங்குகளைப் போல இயல்பாக இனப்பெருக்கம் செய்யாது. கோவேறுக்கழுதை தேவைப்படும் போதெல்லாம் குதிரையையும், கழுதையையும் இணைப்பதைத் தவிர வேறு வழி யில்லை.

இந்த விலங்கால் மனிதனுக்கு தீமை எதுவும் ஏற்படவில்லை. ஏனெனில் இந்த விலங்கை மனிதன் இன்னும் உணவாக உட்கொள்ள ஆரம்பிக்கவில்லை. ஆனால் மரபணு மாற்றப்பட்ட தாவரங்களை உட்கொண்ட விலங்குகளுக்கு பல்வேறு நலக் கேடுகள் ஏற்பட்டதாக ஆய்வுகள் கூறுகின்றன. எனவே மரபணு மாற்றுக்கூறுகள் மற்ற உயிர்கள் மீது ஏற்படுத்தக்கூடிய தீய விளைவுகள் குறித்து உரிய பாதுகாப்பு ஆய்வு (BIO-SAFETY TEST) களை மேற்கொள்ளாமல் மரபணு மாற்றத் தொழில்நுட்பத்தை வேளாண்மையில் பயன்படுத்தக்கூடாது என்று மரபணு மாற்றுத் தொழில்நுட்பவியல் நிபுணர்களிலேயே ஒரு தரப்பினர் கூறு கின்றனர்.

மரபணு மாற்றுத் தொழில்நுட்பம் எந்தெந்த உயிரிகளில் பயன் படுத்தப்படுகிறது?

விலங்குகளில் மாடு, ஆடு, பன்றி, கோழி ஆகியவற்றில் மரபணு மாற்றத் தொழில்நுட்பம் பயன்படுத்தப்படுகிறது. இதன் காரண மாகவே முட்டையிடாத (பிராய்லர்) கோழிகள், முட்டை

யிட்டாலும் குஞ்சு பொரிக்கும் திறனற்ற முட்டைகளை ஈனும் (லேயர்) கோழிகள் உள்ளிட்டவை உருவாக்கப்பட்டுள்ளன. இந்த கோழிகளையும், முட்டைகளையும் உட்கொள்வோருக்கு ஏற்படும் விளைவுகள் குறித்து ஆய்வுகள் நடந்து வருகின்றன.

தாவரங்களில் அரிசி, கோதுமை, கரும்பு, பருத்தி உட்பட பல்வேறு ரகங்களில் மட்டுமல்லாமல் மரவகைகளிலும், மூலிகை இனங்களிலும்கூட மரபணு மாற்று ஆய்வுகள் நடைபெறுகின்றன. ஆனால் மரபணு மாற்றப்பட்ட தாவரங்களை உட்கொள்ளும் உயிரிகளின் பாதுகாப்பு குறித்த சோதனைகள் உரிய அளவில் நடைபெறவில்லை.

மரபணு மாற்று கத்தரிக்காயை உருவாக்க இருக்கும் மான்சான்டோ நிறுவனத்தின் இந்திய ஏஜென்ட்டான மஹிகோ (Maharashtra Hybrid Company) நிறுவனமே இந்த உயிரிப் பாதுகாப்பு சோதனையை நடத்தியதாகக் கூறப்படுகிறது. இந்த சோதனை அறிக்கையை பிரான்ஸ் நாட்டின் உயிரித்தொழில் நுட்ப நிபுணரான பேராசிரியர் செராலினி என்பவரிடம் கருத்து கேட்டு கிரீன்பீஸ் அமைப்பு அனுப்பியது. அந்த அறிக்கையை ஆய்வு செய்த பேராசிரியர் செராலினி, ஒரு பொறுப்பற்ற மோசமான ஆய்வின் உதாரணமாக மஹிகோ நிறுவனம் நடத்திய சோதனையை வகைப்படுத்தினார். இது குறித்து விரிவான விமர்சன அறிக்கையையும் அவர் வெளியிட்டார்.

பேராசிரியர் செராலினி வெளியிட்ட விமர்சன அறிக்கை மத்திய அரசால் அமைக்கப்பட்ட மரபணு மாற்றுத் தொழில்நுட்ப அங்கீகாரக் குழு (GEAC)விடம் அளிக்கப்பட்டது. அதை ஆய்வு செய்த மரபணு மாற்றுத் தொழில்நுட்ப அங்கீகாரக்குழு உறுப்பினர்கள் பேராசிரியர் செராலினியை தொடர்பு கொண்டு சில ஐயங்களை எழுப்பியுள்ளனர். பேராசிரியர் செராலினியின் விமர்சனத்தில் கூறப்பட்டுள்ள சில அம்சங்கள் மஹிகோ நிறுவனம் நடத்திய உயிர்ப்பாதுகாப்பு சோதனை அறிக்கையின் எந்த பக்கத்தில் இடம் பெற்றுள்ளது என்று கேள்வியை அவர்கள் எழுப்பியுள்ளனர். ஆக மொத்தத்தில் மஹிகோ நிறுவனம் நடத்தியதாகக்

கூறும் பாதுகாப்பு சோதனையின் அறிக்கையைக்கூட மரபணு மாற்றுத் தொழில்நுட்ப அங்கீகாரக்குழுவின் உறுப்பினர்கள் முழுமையாக படிக்கவில்லை எனத் தெரிய வருகிறது. இதை பேராசிரியர் செராலினியே அவரது இந்திய வருகையின்போது தெரிவித்தார். இந்திய அதிகாரிகள் அனுப்பிய மின்னஞ்சல் தம்மிடம் இருப்பதாகவும் அவர் தெரிவித்துள்ளார்.

இத்தகைய மரபணு மாற்றுத் தொழில்நுட்ப அங்கீகாரக்குழு உறுப்பினர்கள்தான், அதை மஹிகோ நிறுவன பாதுகாப்பு சோதனை அறிக்கையை ஏற்றுக்கொண்டு மரபணு மாற்றப்பட்ட கத்தரிக்காயை சந்தையில் உணவாக அறிமுகப்படுத்துவதால் இந்தியர்களின் பாதுகாப்புக்கு எந்த ஆபத்தும் இல்லை என்று சான்று அளித்துள்ளனர்.

சரி அது என்ன Bt கத்தரிக்காய்?

Bacillus thuringiensis என்ற பாக்டீரியாவை கத்தரியின் மரபணுவில் புகுத்தி தயாரிக்கப்படுவதால் அந்த பாக்டீரியாவின் முதல் எழுத்துக் களையும் இனிஷியலாக போட்டு கத்தரிக்காய் என்று அழைக்கப் படுகிறது. இந்த பாக்டீரியாவால் பயிர்களை தாக்கும் பூச்சிகள்

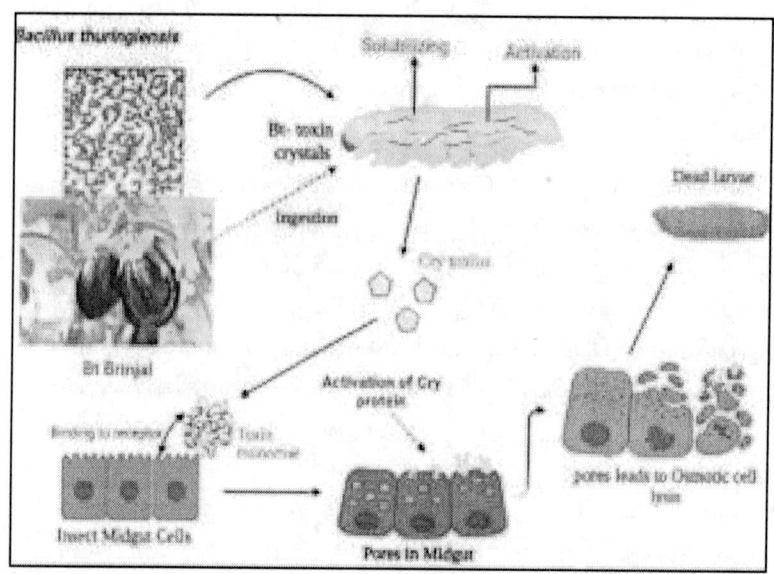

கட்டுப்படுத்தப்படும் என்று கூறப்படுகிறது. அது நிரூபிக்கப்பட வில்லை. ஆனால் மரபணு மாற்றப்பட்ட தாவரங்களை உண்ட உயிரினங்கள் உடலியல் ரீதியாக பாதிக்கப்பட்டது நிரூபிக்கப் பட்டுள்ளது.

மரபணு மாற்றுத்தொழில் நுட்பம் இயற்கையாக நடந்தவரை அறிவியலாக மட்டுமே இருந்தது. ஆனால் இந்த அறிவியல் என்பது பன்னாட்டு நிறுவனங்களின் கையில் சிக்கியபோது அறிவியலில் அரசியல் கலந்தது. இந்த பன்னாட்டு நிறுவனங்கள் அரசியல்வாதி களிடமும், அதிகாரிகளிடமும் முறையற்ற செல்வாக்கை செலுத்த ஆரம்பித்தபோது அறிவியல் முழுமையாக மறைந்து அரசியல் மட்டுமே மிஞ்சியது. இது ஆதிக்க எண்ணம் கொண்ட ஏகாதிபத்திய அரசியல்!

விதைகள் மீது விவசாயிகள் கொண்டுள்ள பாரம்பரிய உரிமைகள் பன்னாட்டு நிறுவனங்களிடம் களவுபோகும். பன்னாட்டு நிறுவனங் களுக்கு கப்பம் செலுத்தாத விவசாயிகள் விதைத்திருடர்களாக சித்தரிக்கப்பட்டு தண்டனை விதிக்கப்படுவார்கள். இந்தியர்கள் எதைச் சாப்பிடுவது என்பதை பன்னாட்டு நிறுவனங்களே தீர் மானிக்கும். அதை சாப்பிட்டு நோய் வந்தால் அதற்கான மருந்து களையும், அதை பன்னாட்டு நிறுவனங்கள் விற்பனை செய்வதாகக் கூறி இந்தியர்களின் ரத்தத்தை உறிஞ்சும்.

பன்னாட்டு நிறுவனங்களும், அரசும் சேர்ந்து மேற்கொள்ளும் நடவடிக்கைக்கு எதிராக சாமானிய மக்களான நாம் என்ன செய்ய முடியும்?

நாம்தான் இந்த அரசை தேர்தல் மூலம் தேர்ந்தெடுக்கிறோம். இந்த பிரச்சனை குறித்து பரவலான விவாதங்களை ஏற்படுத்துவதன் மூலம் ஆட்சியில் உள்ள அரசியல் கட்சிகளுக்கு தேர்தல் குறித்த அச்சத்தை ஏற்படுத்தலாம். இதன் மூலம் மரபணு மாற்றுத் தொழில்நுட்பத்தை மட்டுமல்ல, மக்கள் விரோத கொள்கைகள் அனைத்தையும் மாற்றி அமைக்கலாம். அதற்கு நமக்குத் தேவை விழிப்புணர்வும், செயல் பாடுமே!

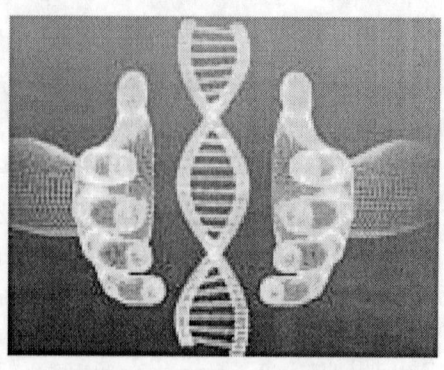

15. மரபணு மாற்ற உயிரினத்தை உருவாக்குவது எப்படி?

மரபணு மாற்றப்பட்ட உயிரினம் (GMO) என்பது மரபணு பொறியியல் நுட்பங்களைப் பயன்படுத்தி மரபணுப் பொருள் மாற்றப்பட்ட எந்தவொரு உயிரினமாகும் . மரபணு மாற்றப்பட்ட உயிரினத்தின் சரியான வரையறை மற்றும் மரபணு பொறியியல் என்பது மாறுபடும், மிகவும் பொதுவான உயிரினம் 'இனச்சேர்க்கை மற்றும்/அல்லது இயற்கையான மறுசேர்க்கையால் இயற்கையாக நிகழாது'. விலங்குகள், தாவரங்கள் மற்றும் நுண்ணுயிரிகள் உட்பட பல்வேறு வகையான உயிரினங்கள் மரபணு மாற்றம் செய்யப் பட்டுள்ளன (GM).

மரபணு மாற்றத்தில் புதிய மரபணுக்களை அறிமுகப்படுத்துதல் அல்லது உட்புற மரபணுக்களை மேம்படுத்துதல், மாற்றுதல் அல்லது நாக்அவுட் செய்தல் ஆகியவை அடங்கும். சில மரபணு மாற்றங் களில், மரபணுக்கள் ஒரே இனத்திற்குள், இனங்கள் முழுவதும் (மரபணு உயிரினங்களை உருவாக்குதல்) மற்றும் ராஜ்ஜியங்கள் முழுவதும் கூட மாற்றப்படுகின்றன. மரபணு மாற்றப்பட்ட உயிரினத்தை உருவாக்குவது பல-படி செயல்முறையாகும். மரபியல்

பொறியாளர்கள் தாங்கள் புரவலன் உயிரினத்தில் நுழைக்க விரும்பும் மரபணுவைத் தனிமைப்படுத்தி, ஊக்குவிப்பாளர் மற்றும் டெர்மினேட்டர் பகுதி மற்றும் பெரும்பாலும் தேர்ந்தெடுக்கக் கூடிய குறிப்பான் உள்ளிட்ட பிற மரபணு கூறுகளுடன் இணைக்க வேண்டும். தனிமைப்படுத்தப்பட்ட மரபணுவை புரவலன் மரபணுவில் செருகுவதற்கு பல நுட்பங்கள் உள்ளன. மரபணு எடிட்டிங் நுட்பங்களைப் பயன்படுத்தி சமீபத்திய முன்னேற்றங்கள், குறிப்பாக CRISPR, GMOகளின் உற்பத்தியை மிகவும் எளிமையாக்கியுள்ளது.

ஹெர்பர்ட் போயர் மற்றும் ஸ்டான்லி கோஹன் ஆகியோர் 1973 ஆம் ஆண்டில் முதல் மரபணு மாற்றப்பட்ட உயிரினத்தை உருவாக்கினர். இது ஆண்டிபயாடிக் கனமைசினை எதிர்க்கும் பாக்டீரியம். முதல் மரபணு மாற்றப்பட்ட விலங்கு ஒரு எலி, 1974இல் ருடால்ஃப் ஜெனிஷ் என்பவரால் உருவாக்கப்பட்டது. முதல் ஆலை 1983 இல் உருவாக்கப்பட்டது. 1994 இல், ஃபிளாவர் சாவர் தக்காளி வெளியிடப்பட்டது, இது முதல் வணிகமயமாக்கப் பட்ட மரபணு மாற்றப்பட்ட உணவாகும். வணிகமயமாக்கப்பட்ட முதல் மரபணு மாற்றப்பட்ட விலங்கு GloFish (2003) மற்றும் உணவுப் பயன்பாட்டிற்காக அங்கீகரிக்கப்பட்ட முதல் மரபணு மாற்றப் பட்ட விலங்கு 2015 இல் AquAdvantage சால்மன் ஆகும்.

பாக்டீரியாக்கள் பொறியியலுக்கான எளிதான உயிரினங்கள் மற்றும் ஆராய்ச்சி, உணவு உற்பத்தி, தொழில்துறை புரதச் சுத்திகரிப்பு (மருந்துகள் உட்பட), விவசாயம் மற்றும் கலை ஆகியவற்றிற்குப் பயன்படுத்தப்படுகின்றன. சுற்றுச்சூழல் நோக்கங்களுக்காக அல்லது மருந்தாக அவற்றைப் பயன்படுத்துவதற்கான சாத்தியம் உள்ளது. காளான்கள் அதே இலக்குகளுடன் வடிவமைக்கப்பட்டுள்ளன. பிற உயிரினங்களில் மரபணு தகவல்களைச் செருகுவதற்கான திசையன்களாக வைரஸ்கள் முக்கிய பங்கு வகிக்கின்றன. இந்த பயன்பாடு மனித மரபணு சிகிச்சைக்கு மிகவும் பொருத்தமானது. தடுப்பூசி களை உருவாக்க வைரஸ்களிலிருந்து வைரஸ் மரபணுக்களை அகற்றுவதற்கான திட்டங்கள் உள்ளன. தாவரங்களில் புதிய வண்ணங்களை உருவாக்கவும், தடுப்பூசிகளை வழங்கவும், மேம்

படுத்தப்பட்ட பயிர்களை உருவாக்கவும் தாவரங்கள் அறிவியல் ஆராய்ச்சிக்காக வடிவமைக்கப்பட்டுள்ளன. மரபணு மாற்றப்பட்ட பயிர்கள் மிகவும் மனித ஆரோக்கியம் மற்றும் சுற்றுச்சூழல் நன்மை களைக் கொண்டிருந்தாலும், பொதுவில் மிகவும் சர்ச்சைக்குரிய GMOகளாகும். விலங்குகள் பொதுவாக மாற்றுவது மிகவும் கடினம் மற்றும் பெரும்பாலானவை இன்னும் ஆராய்ச்சி நிலையில் உள்ளன. பாலூட்டிகள் மனிதர்களுக்கு சிறந்த மாதிரி உயிரினங்கள். வளர்ச்சி விகிதம், இறைச்சியின் தரம், பால் கலவை, நோய் எதிர்ப்பு மற்றும் உயிர்வாழ்வு போன்ற பொருளாதார முக்கியத்துவம் வாய்ந்த பண்பு களை மேம்படுத்தும் நோக்கத்துடன் கால்நடைகள் மாற்றி யமைக்கப்படுகின்றன.

மரபணு மாற்றப்பட்ட மீன்கள் அறிவியல் ஆராய்ச்சிக்காகவும், செல்லப் பிராணிகளாகவும், உணவு ஆதாரமாகவும் பயன்படுத்தப் படுகின்றன. கொசுக்களைக் கட்டுப்படுத்தும் ஒரு வழியாக மரபணு பொறியியல் முன்மொழியப்பட்டது, இது பல கொடிய நோய் களுக்கு ஒரு திசையன். மனித மரபணு சிகிச்சை இன்னும் ஒப்பீட்டளவில் புதியதாக இருந்தாலும், கடுமையான ஒருங்கிணைந்த நோயெதிர்ப்பு குறைபாடு மற்றும் லெபரின் பிறவி அமுரோசிஸ் போன்ற மரபணு கோளாறுகளுக்கு சிகிச்சையளிக்க இது பயன் படுத்தப்படுகிறது.

GMOகளின் வளர்ச்சி, குறிப்பாக அவற்றின் வணிகமயமாக்கல் மீது பல எதிர்ப்புகள் எழுப்பப்பட்டுள்ளன. இவற்றில் பல மரபணு மாற்றப்பட்ட பயிர்களை உள்ளடக்கியது மற்றும் அவற்றிலிருந்து உற்பத்தி செய்யப்படும் உணவு பாதுகாப்பானதா மற்றும் அவற்றை வளர்ப்பது சுற்றுச்சூழலில் என்ன தாக்கத்தை ஏற்படுத்தும். மற்ற கவலைகள் ஒழுங்குமுறை அதிகாரிகளின் புறநிலை மற்றும் கடுமை, மரபணு மாற்றப்படாத உணவின் மாசுபாடு, உணவு விநியோகத்தின் கட்டுப்பாடு, வாழ்க்கையின் காப்புரிமை மற்றும் அறிவுசார் சொத்துரிமைகளைப் பயன்படுத்துதல். GM பயிர்களில் இருந்து பெறப்படும் உணவு, வழக்கமான உணவை விட மனித ஆரோக் கியத்திற்கு பெரிய ஆபத்தை ஏற்படுத்தாது என்று ஒரு அறிவியல்

ஒருமித்த கருத்து இருந்தாலும், GM உணவுப் பாதுகாப்பு என்பது விமர்சகர்களின் முன்னணி பிரச்சனை. மரபணு ஓட்டம், இலக்கு அல்லாத உயிரினங்கள் மீதான தாக்கம் மற்றும் தப்பித்தல் ஆகியவை முக்கிய சுற்றுச்சூழல் கவலைகள். இந்தக் கவலைகளைச் சமாளிக்க நாடுகள் ஒழுங்குமுறை நடவடிக்கைகளை மேற்கொண்டுள்ளன. நாடுகளுக்கிடையே GMOகளை வெளியிடுவதற்கான ஒழுங்கு முறை களில் வேறுபாடுகள் உள்ளன.

அமெரிக்காவிற்கும், ஐரோப்பாவிற்கும் இடையே மிகவும் குறிப்பிடத்தக்க வேறுபாடுகள் உள்ளன. கட்டுப்பாட்டாளர்களைப் பற்றிய முக்கிய சிக்கல்கள், GM உணவு லேபிளிடப்பட வேண்டுமா மற்றும் மரபணு திருத்தப்பட்ட உயிரினங்களின் நிலை ஆகியவை அடங்கும்.

மரபணு மாற்றப்பட்ட உயிரினத்தின் (GMO) வரையறை தெளிவாக இல்லை மற்றும் நாடுகள், சர்வதேச அமைப்புகள் மற்றும் பிற சமூகங்களுக்கு இடையே பரவலாக வேறுபடுகிறது. அதன் பரந்த அளவில், ஒரு GMOஇன் வரையறையானது, அதன் மரபணுக்கள் மாற்றப்பட்ட எதையும் உள்ளடக்கியிருக்கலாம். குறைவான பரந்த பார்வையை எடுத்துக் கொண்டால், மனிதர்களால் மரபணுக்கள் மாற்றப்பட்ட ஒவ்வொரு உயிரினத்தையும் அது உள்ளடக்கும், அதில் அனைத்து பயிர்கள் மற்றும் கால்நடைகளும் அடங்கும். 1993 ஆம் ஆண்டில், என்சைக்ளோபீடியா பிரிட்டானிக்கா மரபணுப் பொறியியலை 'பரந்த அளவிலான நுட்பங்கள், அவற்றில் செயற்கை கருவூட்டல், சோதனைக் குழாய் குழந்தைகளில் (எ.கா. 'சோதனை குழாய்' குழந்தைகள்), விந்தணு வங்கிகள், குளோனிங் மற்றும் மரபணு கையாளுதல்' என வரையறுத்தது.

ஐரோப்பிய ஒன்றியம் (EU) ஆரம்பகால மதிப்பாய்வுகளில் இதே போன்ற ஒரு பரந்த வரையறையை உள்ளடக்கியது. குறிப்பாக 'தேர்ந்தெடுக்கப்பட்ட இனப்பெருக்கம் மற்றும் பிற செயற்கைத் தேர்வுகள்' மூலம் GMOகள் உற்பத்தி செய்யப்படுவதாகக் குறிப்பிடு கிறது. இந்த வரையறைகள் பல விதிவிலக்குகளுடன் உடனடியாக சரி செய்யப்பட்டன. அறிவியல் மற்றும் விவசாய சமூகங்களின்

அழுத்தம் மற்றும் அறிவியலின் வளர்ச்சியின் விளைவு. சிஷீ வரையறை பின்னர் பாரம்பரிய இனப்பெருக்கம், சோதனைக் கருத்தரித்தல், பாலிப்ளோயிடியின் தூண்டல், பிறழ்வு இனப் பெருக்கம் மற்றும் மறுசீரமைப்பு நியூக்ளிக் அமிலங்கள் அல்லது மரபணு மாற்றப்பட்ட உயிரினத்தைப் பயன்படுத்தாத செல் இணைவு நுட்பங்களை விலக்கியது.

மற்றொரு அணுகுமுறை உணவு மற்றும் வேளாண்மை அமைப்பு, உலக சுகாதார அமைப்பு மற்றும் ஐரோப்பிய ஆணையம் வழங்கிய வரையறை, உயிரினங்கள் 'இனச்சேர்க்கை மற்றும்/ அல்லது இயற்கையான மறுசேர்க்கையால் இயற்கையாக நிகழாத' வகையில் மாற்றப்பட வேண்டும் என்று கூறியது. அறிவியலில் முன்னேற்றம், கிடைமட்ட மரபணு பரிமாற்றம் என்பது ஒப்பீட்டளவில் பொதுவான இயற்கை நிகழ்வாக இருப்பது போன்ற கண்டுபிடிப்புகள், 'இயற்கையாக நிகழ்கிறது' என்ற குழப்பத்தை மேலும் கூட்டியது. இது மேலும் சரிசெய்தல் மற்றும் விதிவிலக்கு களுக்கு வழிவகுத்தது. இந்த வரையறைக்கு ஏற்ற பயிர்களின் எடுத்துக்காட்டுகள் உள்ளன. ஆனால் அவை பொதுவாக றூனிநு களாகக் கருதப்படுவதில்லை. எடுத்துக்காட்டாக, தானியப் பயிர் டிரிடிகேல் அதன் மரபணுவை மாற்ற பல்வேறு நுட்பங்களைப் பயன்படுத்தி 1930இல் ஒரு ஆய்வகத்தில் முழுமையாக உருவாக்கப் பட்டது.

உயிர்தொழில்நுட்பத்துடன் நேரடியாக கையாளப்பட்ட உயிரினங் களின் மரபணுக்களை விவரிக்கும் போது றூனிநு உடன் ஒப்பிடும் போது மரபணு ரீதியாக வடிவமைக்கப்பட்ட உயிரினம் (GEO) மிகவும் துல்லியமான சொல்லாகக் கருதப்படுகிறது. கார்டஜீனா ப்ரோட்டோகால் ஆன் பயோசேஃப்டி 2000 ஆம் ஆண்டில் வாழும் மாற்றியமைக்கப்பட்ட உயிரினம் (LMO) என்ற பொருளைப் பயன் படுத்தியது மற்றும் 'நவீன உயிரி தொழில்நுட்பத்தைப் பயன்படுத்து வதன் மூலம் பெறப்பட்ட மரபணுப் பொருட்களின் புதுமையான கலவையைக் கொண்டிருக்கும் எந்தவொரு உயிரினமும்' என்று வரையறுத்தது. நவீன பயோடெக்னாலஜி 'இன் விட்ரோ நியூக்ளிக் அமில நுட்பங்கள், மறுசீரமைப்பு டிஆக்சிரைபோ நியூக்ளிக் அமிலம்

(டிஎன்ஏ) மற்றும் நியூக்ளிக் அமிலத்தை செல்கள் அல்லது உறுப்பு களில் நேரடியாக செலுத்துதல் அல்லது வகைபிரித்தல் குடும்பத்திற்கு அப்பாற்பட்ட செல்களை இணைத்தல்' என மேலும் வரையறுக்கப் படுகிறது.

முதலில், GMO என்ற வார்த்தையானது, மரபணு ரீதியாக வடிவமைக்கப்பட்ட உயிரினங்களை விவரிக்க விஞ்ஞானிகளால் பொதுவாகப் பயன்படுத்தப்படவில்லை, GMOஇன் பயன்பாடு பிரபலமான ஊடகங்களில் பொதுவானது. யுனைடெட் ஸ்டேட்ஸ் டிபார்ட்மெண்ட் ஆஃப் அக்ரிகல்ச்சர் (USDA) மரபணு பொறியியல் அல்லது பாரம்பரிய முறைகளால் அறிமுகப்படுத்தப்பட்ட பரம்பரை மாற்றங்களைக் கொண்ட தாவரங்கள் அல்லது விலங்குகள் என்று கருதுகிறது. அதே நேரத்தில் GEO குறிப்பாக மூலக்கூறு உயிரியலைப் பயன்படுத்தி அறிமுகப்படுத்தப்பட்ட, நீக்கப்பட்ட அல்லது மறு சீரமைக்கப்பட்ட மரபணுக்களைக் கொண்ட உயிரினங்களைக் குறிக்கிறது. குறிப்பாக மறுசீரமைப்பு டி.என்.ஏ.நுட்பங்கள், டிரான்ஸ்ஜெனிசிஸ் போன்றவை.

வரையறைகள் தயாரிப்பை விட செயல்முறையில் கவனம் செலுத்து கின்றன. அதாவது GMOS மற்றும் GMO அல்லாத ஒத்த மரபணு வகைகள் மற்றும் பினோடைப்கள் இருக்கலாம். இது விஞ்ஞான ரீதியில் அர்த்தமற்ற வகை என முத்திரை குத்துவதற்கு விஞ்ஞானிகள் வழிவகுத்தது. அனைத்து விதமான GMO களையும் ஒரே பொதுவான வரையறையின் கீழ் தொகுக்க இயலாது என்று கூறினார். இது கரிம நிறுவனங்கள் மற்றும் GMOகளை தடை செய்ய விரும்பும் குழுக் களுக்கும் சிக்கல்களை ஏற்படுத்தியுள்ளது. புதிய செயல்முறைகள் உருவாகும்போது இது சிக்கல்களையும் ஏற்படுத்துகிறது.

மரபணு எடிட்டிங் பிரபலமடைவதற்கு முன்பே தற்போதைய வரையறைகள் வந்து விட்டன. மேலும் அவை GMOகளா என்பதில் சில குழப்பங்கள் உள்ளன. ஐரோப்பிய ஒன்றியம் அவர்கள் தங்கள் GMO வரையறையை 'உருமாற்றத்தால் பெறப்பட்ட உயிரினங்கள்' என்று மாற்றுவதாகக் கூறியது. ஆனால் அவற்றின் 'நீண்ட பாது காப்புப் பதிவின்' அடிப்படையில் அவற்றை ஒழுங்குபடுத்துவதில்

இருந்து விலக்கியுள்ளது மற்றும் அவை 'வழக்கமாக பலவற்றில் பயன்படுத்தப்படுகின்றன. பயன்பாடுகள்'. மாறாக USDA மரபணு திருத்தப்பட்ட உயிரினங்கள் GMOகளாகக் கருதப்படுவதில்லை என்று தீர்ப்பளித்தது.

உணவு சந்தைப்படுத்துதலில் பல்வேறு 'GMO அல்லாத' அல்லது 'GMO இல்லாத' லேபிளிங் திட்டங்களுடன் இன்னும் பெரிய முரண்பாடு மற்றும் குழப்பம் தொடர்புடையது, அங்கு கரிம பொருட்கள் மற்றும் மரபணு பொருட்கள் இல்லாத தண்ணீர் அல்லது உப்பு போன்ற பொருட்கள் கூட (இதனால் இருக்க முடியாது. வரையறையின்படி மரபணு மாற்றப்பட்டது), 'அதிக ஆரோக்கியம்' என்ற தோற்றத்தை உருவாக்க லேபிளிடப்படுகிறது.

மரபணு மாற்றப்பட்ட உயிரினத்தை (GMO) உருவாக்குவது பல-படி செயல்முறையாகும். மரபணு பொறியியலாளர்கள் தாங்கள் புரவலன் உயிரினத்தில் செருக விரும்பும் மரபணுவை தனிமைப் படுத்த வேண்டும். இந்த மரபணுவை ஒரு கலத்திலிருந்து எடுக்க லாம் அல்லது செயற்கையாக ஒருங்கிணைக்கலாம். தேர்ந்தெடுக்கப்

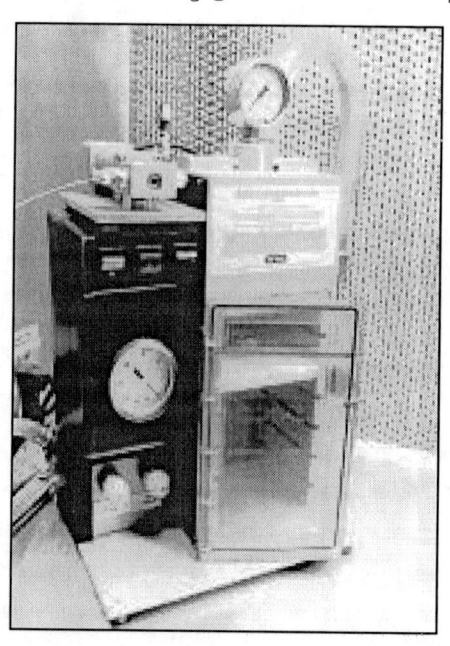

பட்ட மரபணு அல்லது நன்கொடை உயிரினத்தின் மரபணு நன்கு ஆய்வு செய்யப்பட்டிருந்தால், அது ஏற்கனவே ஒரு மரபணு நூலகத் திலிருந்து அணுகக்கூடியதாக இருக்கலாம். மரபணு பின்னர் ஒரு ஊக்குவிப்பாளர் மற்றும் டெர்மினேட்டர் பகுதி மற்றும் தேர்ந் தெடுக்கக்கூடிய மார்க்கர் உள்ளிட்ட பிற மரபணு கூறுகளுடன் இணைக்கப்படுகிறது.

தனிமைப்படுத்தப்பட்ட மரபணுவை புரவலன் மரபணுவில் செருகுவதற்கு பல நுட்பங்கள் உள்ளன. பொதுவாக வெளிப்படும் வெப்ப அதிர்ச்சி அல்லது எலக்ட்ரோபோரேஷன் மூலம் பாக்டீரியா வெளிநாட்டு டிஎன்ஏவை எடுக்க தூண்டப்படலாம். டிஎன்ஏ பொதுவாக நுண்ணுயிர் ஊசி மூலம் விலங்கு உயிரணுக்களில் செருகப்படுகிறது. அங்கு செல் அணுக்கரு உறை வழியாக நேரடி யாக அணுக்கருவிற்குள் அல்லது வைரஸ் வெக்டார்களைப் பயன் படுத்துவதன் மூலம் உட்செலுத்தப்படும். தாவரங்களில் டிஎன்ஏ பெரும்பாலும் அக்ரோபாக்டீரியம் - மத்தியஸ்த மறுசீரமைப்பு, உயிரியல் அல்லது எலக்ட்ரோபோரேஷனைப் பயன்படுத்தி செருகப்படுகிறது.

ஒரு செல் மட்டுமே மரபணுப் பொருட்களுடன் மாற்றப்படுவதால், அந்த ஒற்றை உயிரணுவிலிருந்து உயிரினம் மீண்டும் உருவாக்கப்பட வேண்டும். தாவரங்களில் இது திசு வளர்ப்பு மூலம் நிறைவேற்றப் படுகிறது. விலங்குகளில், கரு ஸ்டெம் செல்களில் செருகப்பட்ட டிஎன்ஏ இருப்பதை உறுதி செய்வது அவசியம். PCR, தெற்கு கலப்பினமாக்கல் மற்றும் டிஎன்ஏ வரிசைமுறை ஆகியவற்றைப் பயன்படுத்தி ஒரு உயிரினம் புதிய மரபணுவைக் கொண்டிருக்கிறதா என்பதை உறுதிப்படுத்துவதற்காக நடத்தப்படுகிறது.

பாரம்பரியமாக புதிய மரபணுப் பொருள் புரவலன் மரபணுவுக்குள் தோராயமாகச் செருகப்பட்டது. மரபணு இலக்கு நுட்பங்கள், இது இரட்டை இழைகளை உருவாக்குகிறது மற்றும் உயிரணுக்களின் இயற்கையான ஹோமோலோகஸ் மறுசீரமைப்பு பழுதுபார்க்கும் அமைப்புகளைப் பயன்படுத்தி, சரியான இடங்களுக்கு செருகுவதை இலக்காகக் கொண்டு உருவாக்கப்பட்டுள்ளது. மரபணு எடிட்டிங்

செயற்கையாக வடிவமைக்கப்பட்ட அணுக்கருக்களைப் பயன் படுத்துகிறது. அவை குறிப்பிட்ட புள்ளிகளில் இடைவெளிகளை உருவாக்குகின்றன. பொறிக்கப்பட்ட அணுக்கருக்களில் நான்கு குடும்பங்கள் உள்ளன.

வரலாறு

தேர்ந்தெடுக்கப்பட்ட இனப்பெருக்கம் அல்லது செயற்கைத் தேர்வைப் பயன்படுத்தி (இயற்கை தேர்வுக்கு மாறாக) மனிதர்கள் சுமார் 12,000 BCE முதல் தாவரங்களையும், விலங்குகளையும் வளர்க்கிறார்கள்.

தேர்ந்தெடுக்கப்பட்ட இனவிருத்தியின் செயல்முறை, அதில் விரும்பிய பண்புகளைக் கொண்ட உயிரினங்கள் (இதனால் விரும்பிய மரபணுக்களுடன்) அடுத்த தலைமுறையை இனப்பெருக்கம் செய்யப் பயன்படுத்தப்படுகின்றன மற்றும் பண்பு இல்லாத உயிரினங்கள் இனப்பெருக்கம் செய்யப்படவில்லை, இது மரபணு வின் நவீன கருத்தாக்கத்திற்கு முன்னோடியாகும். மரபியலில் ஏற்பட்ட பல்வேறு முன்னேற்றங்கள் மனிதர்கள் டிஎன்ஏவை நேரடியாக மாற்ற அனுமதித்தன, அதனால் உயிரினங்களின் மரபணுக்கள். 1972 ஆம் ஆண்டில், பால் பெர்க் குரங்கு வைரஸி லிருந்து டிஎன்ஏவை லாம்ப்டா வைரஸுடன் இணைத்து முதல் மறுசீரமைப்பு டிஎன்ஏ மூலக்கூறை உருவாக்கினார்.

ஹெர்பர்ட் போயர் மற்றும் ஸ்டான்லி கோஹென் ஆகியோர் 1973ஆம் ஆண்டில் முதல் மரபணு மாற்றப்பட்ட உயிரினத்தை உருவாக்கினர். அவர்கள் ஆண்டிபயாடிக் கனமைசினுக்கு எதிர்ப்பை வழங்கும் ஒரு பாக்டீரியாவிலிருந்து ஒரு மரபணுவை எடுத்து, அதை ஒரு பிளாஸ்மிட்டில் செருகினர், பின்னர் பிளாஸ்மிட்டை இணைக்க மற்ற பாக்டீரியாக்களைத் தூண்டினர். பிளாஸ்மிட்டை வெற்றிகரமாக இணைத்த பாக்டீரியா பின்னர் கனமைசின் முன்னிலையில் உயிர்வாழ முடிந்தது. போயர் மற்றும் கோஹன் பாக்டீரியாவில் உள்ள பிற மரபணுக்களை வெளிப் படுத்தினர். இது 1974 ஆம் ஆண்டில் டோட் ஜெனோபஸ் லேவிஸின் மரபணுக்களை உள்ளடக்கியது, முதல் GMO ஐ உருவாக்கியது, இது

வேறு ஒரு ராஜ்யத்தின் உயிரினத்திலிருந்து ஒரு மரபணுவை வெளிப் படுத்துகிறது.

1974 ஆம் ஆண்டில், ருடால்ஃப் ஜெனிஷ் ஒரு மரபணு மாற்று சுட்டியை உருவாக்கி அதன் கருவில் வெளிநாட்டு டிஎன்ஏவை அறிமுகப்படுத்தினார். இது உலகின் முதல் டிரான்ஸ்ஜெனிக் விலங்காக மாறியது. இருப்பினும், மரபணு மாற்று எலிகள் உருவாக்கப்படுவதற்கு இன்னும் எட்டு ஆண்டுகள் ஆனது, அவை மரபணுவை தங்கள் சந்ததியினருக்கு அனுப்பியது. 1984 ஆம் ஆண்டில் மரபணு மாற்றப்பட்ட எலிகள் உருவாக்கப்பட்டன, அவை க்ளோன் செய்யப்பட்ட புற்றுநோய்க் கிருமிகளை எடுத்துச் சென்று, அவை புற்றுநோயை உருவாக்கும் அபாயத்தை ஏற்படுத்தியது. மரபணுக்கள் அகற்றப்பட்ட எலிகள் (நாக்அவுட் மவுஸ் என அழைக்கப்படும்) 1989 இல் உருவாக்கப்பட்டன. 1985 ஆம் ஆண்டில் முதல் மரபணு மாற்று கால்நடைகள் உற்பத்தி செய்யப்பட்டன மற்றும் 1987 இல் எலிகள் அவற்றின் பாலில் மரபணு மாற்ற புரதங்களை ஒருங்கிணைத்த முதல் விலங்கு ஆகும். எலிகள் மனித திசு பிளாஸ்மினோஜென் ஆக்டிவேட்டரை உருவாக்க வடிவமைக்கப் பட்டுள்ளது. இது இரத்தக் கட்டிகளை உடைப்பதில் ஈடுபட்டுள்ளது.

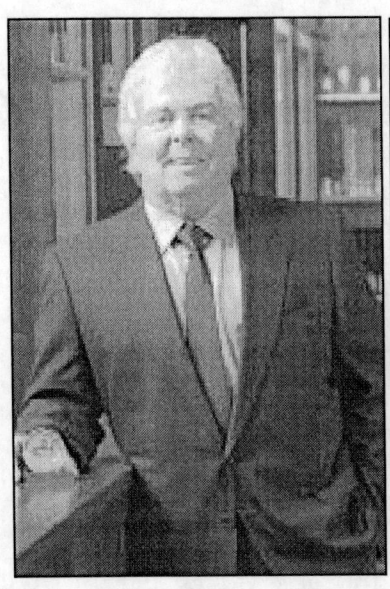

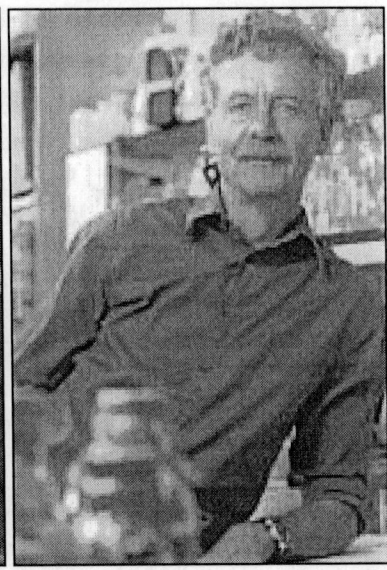

1983 ஆம் ஆண்டில், மைக்கேல் டபிள்யூ. பெவன், ரிச்சர்ட் பி.ஃப்பிளாவெல் மற்றும் மேரி-டெல் சில்டன் ஆகியோரால் முதல் மரபணு பொறியியல் ஆலை உருவாக்கப்பட்டது. அவர்கள் புகையிலையை அக்ரோபாக்டீரியத்தால் ஆண்டிபயாடிக் எதிர்ப்பு மரபணுவுடன் மாற்றியமைத்தனர் மற்றும் திசு வளர்ப்பு நுட்பங்கள் மூலம் எதிர்ப்பு மரபணு கொண்ட புதிய தாவரத்தை வளர்க்க முடிந்தது. ஜீன் துப்பாக்கி 1987 இல் கண்டுபிடிக்கப்பட்டது, இது அக்ரோபாக்டீரியம் தொற்றுக்கு ஆளாகாத தாவரங்களை மாற்ற அனுமதிக்கிறது. 2000 ஆம் ஆண்டில், வைட்டமின் ஏ செறிவூட்டப் பட்ட தங்க அரிசி, அதிக ஊட்டச்சத்து மதிப்புடன் உருவாக்கப் பட்ட முதல் தாவரமாகும்.

1976 இல், ஜெனென்டெக், ஹெர்பர்ட் போயர் மற்றும் ராபர்ட் ஸ்வான்சன் ஆகியோரால் நிறுவப்பட்டது. ஒரு வருடம் கழித்து, நிறுவனம் ஈ. கோலையில் ஒரு மனித புரதத்தை (சோமாடோ ஸ்டாடின்) தயாரித்தது. ஜெனென்டெக் 1978 இல் மரபணு ரீதியாக வடிவமைக்கப்பட்ட மனித இன்சுலின் உற்பத்தியை அறிவித்தது. பாக்டீரியாவால் உற்பத்தி செய்யப்படும் இன்சுலின், ஹுமுலின் என்று முத்திரை குத்தப்பட்டது, 1982 இல் உணவு மற்றும் மருந்து நிர்வாகத்தால் வெளியிட ஒப்புதல் அளிக்கப்பட்டது. 1988 இல், முதல் மனித ஆன்டிபாடிகள் தயாரிக்கப்பட்டது. தாவரங்கள் 1987 ஆம் ஆண்டில், கலிபோர்னியாவில் ஸ்ட்ராபெரி மற்றும் உருளைக் கிழங்கு வயலில் தெளிக்கப்பட்டபோது சூடோமோனாஸ் சிரிங்கேயின் திரிபு, சுற்றுச்சூழலுக்கு வெளியிடப்பட்ட முதல் மரபணு மாற்றப்பட்ட உயிரினமாக மாறியது.

முதல் மரபணு மாற்றப்பட்ட பயிர் , ஆண்டிபயாடிக் எதிர்ப்பு புகையிலை ஆலை, 1982 இல் தயாரிக்கப்பட்டது. மரபணு மாற்று தாவரங்களை வணிகமயமாக்கிய முதல் நாடு சீனாவாகும், 1992 இல் வைரஸ்-எதிர்ப்பு புகையிலையை அறிமுகப்படுத்தியது. முதல் மரபணு உணவான Flavr Savr தக்காளியை வணிக ரீதியாக வெளியிடுகிறது. மேலும் 1994 இல், ஐரோப்பிய ஒன்றியம் ப்ரோமோக்சினில் என்ற களைக்கொல்லிக்கு எதிர்ப்புத் தெரி விக்கும் வகையில் வடிவமைக்கப்பட்ட புகையிலையை

அங்கீகரித்தது. இது ஐரோப்பாவில் வணிகமயமாக்கப்பட்ட முதல் மரபணு பொறியியல் பயிராக மாற்றப்பட்டது. 1995 ஆம் ஆண்டு அமெரிக்காவில் பூச்சி எதிர்ப்பு உருளைக்கிழங்கு வெளியிட ஒப்புதல் அளிக்கப்பட்டது. மேலும் 1996 ஆம் ஆண்டு வாக்கில் 6 நாடுகளில் 8 டிரான்ஸ்ஜெனிக் பயிர்கள் மற்றும் ஒரு மலர் பயிரை (கார்னேஷன்) வணிக ரீதியாக பயிரிட ஒப்புதல் அளிக்கப்பட்டது மற்றும் ஐரோப்பிய ஒன்றியம்.

2010 ஆம் ஆண்டில், ஜே. கிரேக் வென்டர் இன்ஸ்டிடியூட் விஞ்ஞானிகள் முதல் செயற்கை பாக்டீரியா மரபணுவை உருவாக்கியதாக அறிவித்தனர். அவர்கள் அதற்கு சிந்தியா என்று பெயரிட்டனர் மற்றும் இது உலகின் முதல் செயற்கை வாழ்க்கை வடிவம்.

வணிகமயமாக்கப்பட்ட முதல் மரபணு மாற்றப்பட்ட விலங்கு குளோஃபிஷ் ஆகும். இது ஒரு ஃப்ளோரசன்ட் மரபணுவுடன் கூடிய ஜீப்ரா மீன் ஆகும். இது புறஊதா ஒளியின் கீழ் இருட்டில் ஒளிர அனுமதிக்கிறது. இது 2003 ஆம் ஆண்டு அமெரிக்க சந்தையில் வெளியிடப்பட்டது. 2015 ஆம் ஆண்டில், உணவுப் பயன்பாட்டிற்காக அங்கீகரிக்கப்பட்ட முதல் மரபணு மாற்றப்பட்ட விலங்காக ஆக்வா அட்வான்டேஜ் சால்மன் ஆனது. பனாமாவில் வளர்க்கப்பட்டு அமெரிக்காவில் விற்கப்படும் மீன்களுக்கு ஒப்புதல் அளிக்கப்படுகிறது.

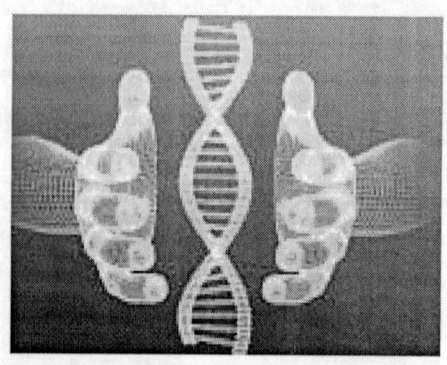

16. மரபணு மாற்றப்பட்ட முதல் உயிரினம் பாக்டீரியா

குரோமோசோம்களை மாற்றியமைப்பதில் ஒப்பீட்டளவில் எளிதாக இருப்பதால், ஆய்வகத்தில் மரபணு மாற்றப்பட்ட முதல் உயிரினங்கள் பாக்டீரியா ஆகும். இது மற்ற GMOகளை உருவாக்குவதற்கான முக்கியமான கருவிகளை உருவாக்கியது. பரவலான உயிரினங்களின் மரபணுக்கள் மற்றும் பிற மரபணு தகவல்கள் ஒரு பிளாஸ்மிட்டில் சேர்க்கப்படலாம் மற்றும் சேமிப்பு மற்றும் மாற்றத்திற்காக பாக்டீரியாவில் செருகப்படலாம். பாக்டீரியாக்கள் மலிவானவை, வளர எளிதானவை, குளோனல், விரைவாகப் பெருகும் மற்றும் கிட்டத்தட்ட காலவரையின்றி -80°C இல் சேமிக்கப்படும். ஒரு மரபணு தனிமைப்படுத்தப்பட்டவுடன், அது பாக்டீரியாவிற்குள் சேமிக்கப்பட்டு, ஆராய்ச்சிக்கு வரம்பற்ற விநியோகத்தை வழங்குகிறது. ஏராளமான தனிப்பயன் பிளாஸ்மிட்கள் பாக்டீரியாவிலிருந்து பிரித்தெடுக்கப்பட்ட டிஎன்ஏவை ஒப்பீட்டளவில் எளிதாக்குகின்றன.

அவற்றின் பயன்பாட்டின் எளிமை, மரபணு செயல்பாடு மற்றும் பரிணாம வளர்ச்சியைப் படிக்க விரும்பும் விஞ்ஞானிகளுக்கு சிறந்த

கருவிகளை உருவாக்கியுள்ளது. எளிமையான மாதிரி உயிரினங்கள் பாக்டீரியாவிலிருந்து வந்தவை, மூலக்கூறு உயிரியலைப் பற்றிய நமது ஆரம்பகால புரிதலில் பெரும்பாலானவை எஸ்கெரிச்சியா கோலை படிப்பதில் இருந்து வருகின்றன. புதிய அல்லது சீர்குலைந்த புரதங்களை உருவாக்க விஞ்ஞானிகள் பாக்டீரியாவிற்குள் மரபணுக்களை எளிதில் கையாளலாம் மற்றும் இணைக்கலாம் மற்றும் பல்வேறு மூலக்கூறு அமைப்புகளில் இது ஏற்படுத்தும் விளைவைக் காணலாம். ஆராய்ச்சியாளர்கள் பாக்டீரியா மற்றும் ஆர்க்கியாவிலிருந்து மரபணுக்களை இணைத்துள்ளனர். இவை இரண்டும் கடந்த காலத்தில் எவ்வாறு வேறுபட்டன என்பதைப் பற்றிய நுண்ணறிவுக்கு வழிவகுத்தது. செயற்கை உயிரியல் துறையில் மரபணுக்களை ஒருங்கிணைப்பதில் இருந்து நாவல் நியூக்ளியோ டைடுகளை உருவாக்குவது வரை பல்வேறு செயற்கை அணுகு முறைகளை சோதிக்க அவை பயன்படுத்தப்படுகின்றன.

உணவு உற்பத்தியில் நீண்ட காலமாக பாக்டீரியாக்கள் பயன் படுத்தப்பட்டு வருகின்றன. மேலும் குறிப்பிட்ட விகாரங்கள் உருவாக்கப்பட்டு தொழில்துறை அளவில் அந்த வேலைக்கு தேர்ந் தெடுக்கப்பட்டுள்ளன. அவை நொதிகள், அமினோ அமிலங்கள், சுவைகள் மற்றும் உணவு உற்பத்தியில் பயன்படுத்தப்படும் பிற சேர்மங்களை உற்பத்தி செய்ய பயன்படுத்தப்படலாம். மரபணு பொறியியலின் வருகையுடன், இந்த பாக்டீரியாக்களில் புதிய மரபணு மாற்றங்களை எளிதில் அறிமுகப்படுத்த முடியும். பெரும் பாலான உணவு-உற்பத்தி செய்யும் பாக்டீரியாக்கள் லாக்டிக் அமில பாக்டீரியா ஆகும். மேலும் மரபணு பொறியியல் உணவு உற்பத்தி செய்யும் பாக்டீரியாக்கள் பற்றிய பெரும்பாலான ஆராய்ச்சிகள் இங்குதான் நடந்துள்ளன. பாக்டீரியாக்கள் மிகவும் திறமையாக செயல்பட, நச்சு துணை தயாரிப்பு உற்பத்தியை குறைக்க, வெளி யீட்டை அதிகரிக்க, மேம்படுத்தப்பட்ட கலவைகளை உருவாக்க மற்றும் தேவையற்ற பாதைகளை அகற்றுவதற்கு மாற்றியமைக்கப் படலாம். மரபணு மாற்றப்பட்ட பாக்டீரியாவிலிருந்து வரும் உணவுப் பொருட்களில் மாவுச்சத்தை எளிய சர்க்கரைகளாக மாற்றும் ஆல்பா-அமைலேஸ், பாலாடைக்கட்டி தயாரிப்பதற்கான

பால் புரதத்தை உறைய வைக்கும் சைமோசின் மற்றும் பழச்சாறு தெளிவை மேம்படுத்தும் பெக்டினெஸ்டெரேஸ் ஆகியவை அடங்கும். பெரும்பான்மையானவை அமெரிக்காவில் உற்பத்தி செய்யப்படுகின்றன மற்றும் ஐரோப்பாவில் உற்பத்தியை அனுமதிக்கும் விதிமுறைகள் நடைமுறையில் இருந்தாலும், 2015 இல் பாக்டீரியாவிலிருந்து பெறப்பட்ட உணவுப் பொருட்கள் எதுவும் தற்போது அங்கு கிடைக்கவில்லை.

தொழில்துறை பயன்பாட்டிற்காக அதிக அளவு புரதங்களை உற்பத்தி செய்ய மரபணு மாற்றப்பட்ட பாக்டீரியாக்கள் பயன் படுத்தப்படுகின்றன. புரதத்தை குறியாக்கம் செய்யும் மரபணு செயல்படுத்தப்படுவதற்கு முன்பு பாக்டீரியா பொதுவாக பெரிய அளவில் வளர்க்கப்படுகிறது. பாக்டீரியா பின்னர் அறுவடை செய்யப்பட்டு, அவற்றில் இருந்து தேவையான புரதம் சுத்திகரிக்கப் படுகிறது. பிரித்தெடுத்தல் மற்றும் சுத்திகரிப்புக்கான அதிக செலவு, தொழில்துறை அளவில் அதிக மதிப்புள்ள பொருட்கள் மட்டுமே உற்பத்தி செய்யப்படுகின்றன. இந்த தயாரிப்புகளில் பெரும் பாலானவை மருத்துவத்தில் பயன்படுத்த மனித புரதங்கள் ஆகும். இந்த புரதங்களில் பல இயற்கை முறைகள் மூலம் பெறுவது சாத்திய மற்றது அல்லது கடினமானது மற்றும் அவை நோய்க்கிருமிகளால் மாசுபடுவதற்கான வாய்ப்புகள் குறைவு, அவை பாதுகாப்பானவை. GM பாக்டீரியாவின் முதல் மருத்துவப் பயன்பாடானது, நீரிழிவு நோய்க்கு சிகிச்சையளிக்க இன்சுலின் புரதத்தை உற்பத்தி செய்வ தாகும். உற்பத்தி செய்யப்படும் பிற மருந்துகளில் ஹீமோபிலியா சிகிச்சைக்கான உறைதல் காரணிகள், மனித வளர்ச்சி ஹார்மோன்

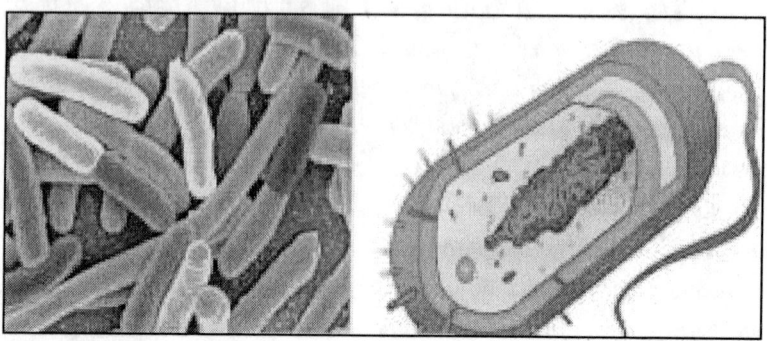

பல்வேறு வகையான குள்ளநோய்களுக்கு சிகிச்சை அளிக்கும், சில புற்றுநோய்களுக்கு சிகிச்சையளிக்க இன்டர்ஃபெரான், இரத்த சோகை நோயாளிகளுக்கு எரித்ரோபொய்டின் மற்றும் திசு பிளாஸ்மினோஜென் ஆக்டிவேட்டர் ஆகியவற்றைக் கரைக்கும். கட்டிகள் மருத்துவத்திற்கு வெளியே அவை உயிரி எரிபொருட்களை உற்பத்தி செய்ய பயன்படுத்தப்படுகின்றன. செலவுகளைக் குறைப்பதற்கும், அதிகப் பொருட்களின் உற்பத்தியைச் சிக்கனமாக்குவதற்கும் பாக்டீரியாவிற்குள் ஒரு புற-செல்லுலார் வெளிப்பாடு அமைப்பை உருவாக்குவதில் ஆர்வம் உள்ளது.

மனித ஆரோக்கியத்தில் நுண்ணுயிர் வகிக்கும் பங்கைப் பற்றிய அதிக புரிதலுடன், பாக்டீரியாவை மரபணு ரீதியாக மாற்றுவதன் மூலம் நோய்களுக்கு சிகிச்சையளிப்பதற்கான சாத்தியக்கூறுகள் உள்ளன. குடல் பாக்டீரியாவை மாற்றுவது, அதனால் தீங்கு விளைவிக்கும் பாக்டீரியாக்களை அழிப்பது அல்லது குறைபாடுள்ள நொதிகள் அல்லது புரதங்களை மாற்ற அல்லது அதிகரிக்க பாக்டீரியாவைப் பயன்படுத்துவது ஆகியவை யோசனைகளில் அடங்கும். எச்.ஐ.விக்கு எதிராக இயற்கையாகவே சில பாதுகாப்பை வழங்கும் லாக்டோபாகிலஸ் என்ற பாக்டீரியாவை மாற்றி யமைப்பது ஒரு ஆராய்ச்சி கவனம், இந்த பாதுகாப்பை மேலும் மேம்படுத்தும் மரபணுக்கள். நோயாளியின் உள்ளே பாக்டீரியாக்கள் காலனிகளை உருவாக்கவில்லை என்றால், தேவையான அளவு களைப் பெற அந்த நபர் மாற்றியமைக்கப்பட்ட பாக்டீரியாவை மீண்டும் மீண்டும் உட்கொள்ள வேண்டும்.

ஒரு காலனியை உருவாக்க பாக்டீரியாவை இயக்குவது நீண்ட கால தீர்வை வழங்கலாம், ஆனால் பாரம்பரிய மருந்துகளை விட பாக்டீரியா மற்றும் மனித உடலுக்கு இடையிலான தொடர்புகள் குறைவாகவே புரிந்து கொள்ளப்படுவதால் பாதுகாப்பு கவலைகளை எழுப்பலாம். மற்ற பாக்டீரியாக்களுக்கு கிடைமட்ட மரபணு பரிமாற்றம் அறியப்படாத விளைவுகளை ஏற்படுத்தக்கூடும் என்ற கவலைகள் உள்ளன. 2018 ஆம் ஆண்டு நிலவரப்படி, இந்த சிகிச்சை யின் செயல்திறன் மற்றும் பாதுகாப்பை சோதிக்கும் மருத்துவ பரிசோதனைகள் நடந்து வருகின்றன.

ஒரு நூற்றாண்டுக்கும் மேலாக, பாக்டீரியா விவசாயத்தில் பயன்படுத்தப்படுகிறது. பயிர்களுக்கு ரைசோபியா (மற்றும் சமீபத்தில் அசோஸ்பைரில்லம்) தடுப்பூசி போடப்பட்டு அவற்றின் உற்பத்தியை அதிகரிக்க அல்லது அவற்றின் அசல் வாழ்விடத்திற்கு வெளியே வளர்க்க அனுமதிக்கப்படுகிறது. பேசிலஸ் துரிஞ்சியென்சிஸ் (Bt) மற்றும் பிற பாக்டீரியாக்களின் பயன்பாடு பூச்சி தாக்குதல் மற்றும் தாவர நோய்களிலிருந்து பயிர்களைப் பாதுகாக்க உதவும். மரபியல் பொறியியலின் முன்னேற்றத்துடன், இந்த பாக்டீரியாக்கள் அதிகரித்த செயல்திறன் மற்றும் விரிவாக்கப்பட்ட ஹோஸ்ட் வரம்பிற்காக கையாளப்பட்டுள்ளன. பாக்டீரியாவின் பரவலைக் கண்டறிய உதவும் குறிப்பான்களும் சேர்க்கப்பட்டுள்ளன. சில பயிர்களை இயற்கையாக காலனித்துவப்படுத்தும் பாக்டீரியாவும் மாற்றியமைக்கப்பட்டுள்ளது.

சில சமயங்களில் பூச்சி எதிர்ப்பிற்கு காரணமான Bt மரபணுக்களை வெளிப்படுத்துகிறது. பாக்டீரியாவின் சூடோமோனாஸ் விகாரங்கள் தங்களைச் சுற்றியுள்ள பனிக்கட்டிகளாக நீரை அணுக்கருவாக்கு வதன் மூலம் உறைபனி சேதத்தை ஏற்படுத்துகின்றன. இது ஐஸ்-மைனஸ் பாக்டீரியாவின் வளர்ச்சிக்கு வழிவகுத்தது. அதில் பனி உருவாக்கும் மரபணுக்கள் அகற்றப்பட்டன. பயிர்களுக்குப் பயன் படுத்தும்போது அவை மாற்றியமைக்கப்படாத பாக்டீரியாக் களுடன் போட்டியிடலாம் மற்றும் சில பனி எதிர்ப்பை அளிக்கும்.

மரபணு மாற்றப்பட்ட பாக்டீரியாக்களுக்கான பிற பயன்பாடுகளில் பயோரிமீடியேஷன் அடங்கும். இதில் பாக்டீரியாக்கள் மாசுபடுத்தி களை குறைந்த நச்சு வடிவமாக மாற்ற பயன்படுகிறது. மரபணு பொறியியல் ஒரு நச்சுத்தன்மையை சிதைக்க அல்லது சுற்றுச்சூழல் நிலைமைகளின் கீழ் பாக்டீரியாவை மிகவும் நிலையானதாக மாற்ற பயன்படும் என்சைம்களின் அளவை அதிகரிக்கலாம். பயோஆர்ட் மரபணு மாற்றப்பட்ட பாக்டீரியாவைப் பயன்படுத்தி உருவாக்கப் பட்டது. 1980 களில் கலைஞர் ஜான் டேவிஸ் மற்றும் மரபியலாளர் டானா பாய்ட் ஆகியோர் பெண்மைக்கான ஜெர்மானிய சின்னத்தை பைனரி குறியீடாகவும், பின்னர் டிஎன்ஏ வரிசையாகவும் மாற்றினர். பின்னர் இது எஸ்செரிச்சியா கோலியில் வெளிப்

படுத்தப்பட்டது. இது 2012 இல் ஒரு படி மேலே எடுக்கப்பட்டது, ஒரு முழு புத்தகமும் டிஎன்ஏவில் குறியாக்கம் செய்யப்பட்டது. ஃப்ளோரசன்ட் புரதங்களுடன் மாற்றப்பட்ட பாக்டீரியாவைப் பயன்படுத்தி ஓவியங்களும் தயாரிக்கப்பட்டுள்ளன.

மரபணு மாற்றப்பட்ட வைரஸ்கள் வரலாறு

வைரஸ்கள் பெரும்பாலும் மாற்றியமைக்கப்படுகின்றன. எனவே அவை பிற உயிரினங்களில் மரபணு தகவல்களைச் செருகு வதற்கான திசையன்களாகப் பயன்படுத்தப்படுகின்றன. இந்த செயல்முறை டிரான்ஸ்டக்ஷன் என்று அழைக்கப்படுகிறது மற்றும் வெற்றிகரமாக இருந்தால் அறிமுகப்படுத்தப்பட்ட டிஎன்ஏ பெறு பவர் GMO ஆக மாறுகிறார். வெவ்வேறு வைரஸ்கள் வெவ்வேறு செயல்திறன் மற்றும் திறன்களைக் கொண்டுள்ளன. பல்வேறு காரணிகளைக் கட்டுப்படுத்த ஆராய்ச்சியாளர்கள் இதைப் பயன் படுத்தலாம்; இலக்கு இருப்பிடம், செருகும் அளவு மற்றும் மரபணு வெளிப்பாட்டின் காலம் உட்பட வைரஸில் உள்ளார்ந்த எந்த ஆபத்தான வரிசைகளும் அகற்றப்பட வேண்டும், அதே நேரத்தில் மரபணுவை திறம்பட வழங்க அனுமதிக்கும் அவை தக்க வைக்கப் படுகின்றன.

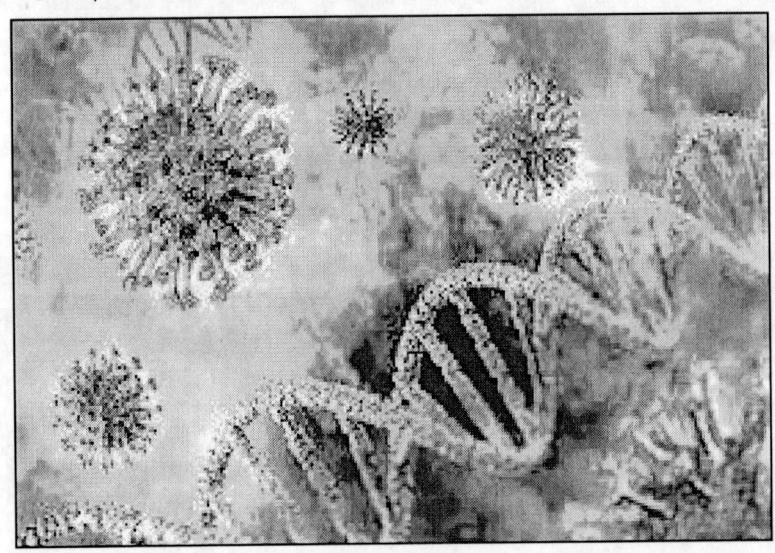

வைரஸ் வெக்டர்கள் டிஎன்ஏவை ஏறக்குறைய எந்த உயிரினத்திலும் நுழைக்கப் பயன்படும் அதே வேளையில், மனித நோய்க்கு சிகிச்சையளிப்பதில் அதன் ஆற்றலுக்கு இது மிகவும் பொருத்தமானது. முதன்மையாக இன்னும் சோதனைக் கட்டத்தில் இருந்தாலும், குறைபாடுள்ள மரபணுக்களை மாற்றுவதற்கு மரபணு சிகிச்சையைப் பயன்படுத்தி சில வெற்றிகள் கிடைத்துள்ளன. அடினோசின் டீமினேஸ் குறைபாட்டால் (ADA-SCID) அதிகரித்து வரும் கடுமையான ஒருங்கிணைந்த நோயெதிர்ப்பு குறைபாடுள்ள நோயாளிகளை குணப்படுத்துவதில் இது மிகவும் தெளிவாக உள்ளது. இருப்பினும் சில ADA-SCID நோயாளிகளில் லுகேமியாவின் வளர்ச்சி மற்றும் 1999 சோதனையில் ஜெஸ்ஸி கெல்சிங்கரின் மரணம் பல ஆண்டுகளாக இந்த அணுகுமுறையின் வளர்ச்சியை பின்னுக்குத் தள்ளியது.

2009 ஆம் ஆண்டில், லெபரின் பிறவி அமுரோசிஸால் பாதிக்கப்பட்ட எட்டு வயது சிறுவன் சாதாரண கண்பார்வையை திரும்பப் பெற்றபோது மற்றொரு திருப்புமுனை அடையப்பட்டது. 2018 ஆம் ஆண்டு நிலவரப்படி, ஹீமோபிலியா, கிளியோபிளாஸ்டோமா, நாள்பட்ட கிரானுலோமாட்டஸ் நோய், சிஸ்டிக் ஃபைப்ரோஸிஸ் மற்றும் பல்வேறு புற்றுநோய்களுக்கான சிகிச்சைகள் உட்பட, கணிசமான எண்ணிக்கையிலான மருத்துவ பரிசோதனைகள் நடந்து வருகின்றன.

மரபணு விநியோகத்திற்குப் பயன்படுத்தப்படும் மிகவும் பொதுவான வைரஸ் அடினோவைரஸிலிருந்து வருகிறது. ஏனெனில் அவை 7.5 kb வெளிநாட்டு டிஎன்ஏவை எடுத்துச் செல்லலாம் மற்றும் ஒப்பீட்டளவில் பரந்த அளவிலான ஹோஸ்ட் செல்களைப் பாதிக்கலாம், இருப்பினும் அவை ஹோஸ்டில் நோயெதிர்ப்பு எதிர்வினைகளை வெளிப்படுத்துகின்றன மற்றும் குறுகிய கால வெளிப்பாட்டை மட்டுமே வழங்குகின்றன. மற்ற பொதுவான திசையன்கள் அடினோ-தொடர்புடைய வைரஸ்கள் ஆகும், அவை குறைந்த நச்சுத்தன்மை மற்றும் நீண்ட கால வெளிப்பாடு கொண்டவை. ஆனால் டிஎன்ஏவை 4 kb மட்டுமே கொண்டு செல்ல முடியும். ஹெர்பெஸ் சிம்ப்ளக்ஸ் வைரஸ்கள் நம்பிக்கையூட்டும்

திசையன்களை உருவாக்குகின்றன. 30kb-க்கு மேல் சுமந்து செல்லும் திறன் கொண்டவை மற்றும் நீண்ட கால வெளிப்பாட்டை வழங்கு கின்றன. இருப்பினும் அவை மற்ற திசையன்களை விட மரபணு விநியோகத்தில் குறைவான செயல்திறன் கொண்டவை.

புரவலன் மரபணுவுடன் நீண்ட கால ஒருங்கிணைப்புக்கான சிறந்த திசையன்கள் ரெட்ரோவைரஸ்கள் ஆகும், ஆனால் சீரற்ற ஒருங்கிணைப்புக்கான அவற்றின் நாட்டம் சிக்கலாக உள்ளது. லென்டிவைரஸ்கள் ரெட்ரோவைரஸ்களின் ஒரே குடும்பத்தின் ஒரு பகுதியாகும். அவை பிரிக்கும் மற்றும் பிரிக்காத செல்கள் இரண்டையும் பாதிக்கும் நன்மையைக் கொண்டுள்ளன, அதே சமயம் ரெட்ரோவைரஸ்கள் பிரிக்கும் செல்களை மட்டுமே குறி வைக்கின்றன. ஆல்ஃபா வைரஸ்கள், ஃபிளவி வைரஸ்கள், தட்டம்மை வைரஸ்கள், ராப்டோவைரஸ்கள், நியூகேஸில் நோய் வைரஸ், பாக்ஸ் வைரஸ்கள் மற்றும் பைகார்னாவைரஸ்கள் ஆகியவை வெக்டராகப் பயன்படுத்தப்பட்ட பிற வைரஸ்கள்.

பெரும்பாலான தடுப்பூசிகள் வைரஸ்களைக் கொண்டிருக்கின்றன. மரபியல் பொறியியலை கோட்பாட்டளவில் வைரஸ் மரபணுக் களை அகற்றி வைரஸ்களை உருவாக்க பயன்படுத்தலாம். இது வைரஸ்களின் தொற்றுநோயைப் பாதிக்காது, இயற்கையான நோயெதிர்ப்பு மறுமொழியைத் தூண்டுகிறது மற்றும் அவை அவற்றின் வைரஸ் செயல்பாட்டை மீண்டும் பெறுவதற்கான வாய்ப்பு இல்லை, இது வேறு சில தடுப்பூசிகளால் ஏற்படலாம். அவை பொதுவாக வழக்கமான தடுப்பூசிகளை விட பாதுகாப்பான தாகவும், திறமையானதாகவும் கருதப்படுகின்றன. இருப்பினும் இலக்கு அல்லாத தொற்று, சாத்தியமான பக்க விளைவுகள் மற்றும் பிற வைரஸ்களுக்கு கிடைமட்ட மரபணு பரிமாற்றம் பற்றிய கவலைகள் உள்ளன. எய்ட்ஸ், மலேரியா மற்றும் காசநோய் போன்ற தடுப்பூசிகள் கிடைக்காத அல்லது திறம்பட செயல்படாத தடுப்பூசிகள் நோய்களுக்கான புதிய தடுப்பூசிகளை உருவாக்குவ தற்கு திசையன்களைப் பயன்படுத்துவது மற்றொரு சாத்தியமான அணுகுமுறையாகும்.

காசநோய் ஆன்டிஜெனை வெளிப்படுத்தும் மாற்றியமைக்கப் பட்ட தடுப்பூசி BCG பாதுகாப்பை மேம்படுத்தும். ஆரம்பத்தில் எதிர்பார்த்த அளவுக்கு பயனுள்ளதாக இல்லாவிட்டாலும், இரண்டாம் கட்ட சோதனைகளில் இது பாதுகாப்பானது என நிரூபிக்கப்பட்டுள்ளது. மற்ற வெக்டார் அடிப்படையிலான தடுப்பூசிகள் ஏற்கனவே அங்கீகரிக்கப்பட்டு மேலும் பல உருவாக்கப்பட்டு வருகின்றன.

மரபணு மாற்றப்பட்ட வைரஸ்களின் மற்றொரு சாத்தியமான பயன்பாடு, அவற்றை மாற்றியமைப்பதாகும், இதனால் அவை நேரடியாக நோய்களுக்கு சிகிச்சையளிக்க முடியும். இது பாதுகாப்பு புரதங்களின் வெளிப்பாடு அல்லது பாதிக்கப்பட்ட செல்களை நேரடியாக குறிவைப்பதன் மூலம் இருக்கலாம். 2004 ஆம் ஆண்டில், புற்றுநோய் உயிரணுக்களின் சுயநல நடத்தையைப் பயன்படுத்திக் கொள்ளும் ஒரு மரபணு மாற்றப்பட்ட வைரஸ் கட்டிகளைக் கொல்ல ஒரு மாற்று வழியை வழங்கக்கூடும் என்று ஆராய்ச்சி யாளர்கள் தெரிவித்தனர். அப்போதிருந்து, பல ஆராய்ச்சியாளர்கள் மரபணு மாற்றப்பட்ட ஆன்கோலிடிக் வைரஸ்களை உருவாக்கி யுள்ளனர். அவை பல்வேறு வகையான புற்றுநோய்களுக்கான சிகிச்சையாக உறுதியளிக்கின்றன. 2017 இல், கீரை டிஃபென்சின் புரதங்களை வெளிப்படுத்த ஆராய்ச்சியாளர்கள் வைரஸை மரபணு ரீதியாக மாற்றினர். 2005 ஆம் ஆண்டு முதல் ஆரஞ்சு உற்பத்தியை 70% குறைத்துள்ள சிட்ரஸ் பசுமை நோய்க்கு எதிராக ஆரஞ்சு மரங் களில் வைரஸ் செலுத்தப்பட்டது.

மைக்சோமாடோசிஸ் மற்றும் முயல் ரத்தக்கசிவு நோய் போன்ற இயற்கை வைரஸ் நோய்கள், பூச்சிகளின் எண்ணிக்கையைக் கட்டுப் படுத்த உதவுகின்றன. காலப்போக்கில் எஞ்சியிருக்கும் பூச்சிகள் எதிர்ப்புத் திறன் கொண்டவையாக மாறி, ஆராய்ச்சியாளர்கள் மாற்று முறைகளைப் பார்க்க வழிவகுத்தது. நோயெதிர்ப்பு தடுப்பு மூலம் இலக்கு விலங்குகளை மலட்டுத்தன்மையடையச் செய்யும் மரபணு மாற்றப்பட்ட வைரஸ்கள் ஆய்வகத்தில் உருவாக்கப் பட்டன. அதே போல் விலங்குகளின் வளர்ச்சி நிலையை குறி

வைக்கும் மற்றவை. வைரஸ் தடுப்பு மற்றும் குறுக்கு இனங்கள் தொற்று தொடர்பாக இந்த அணுகுமுறையைப் பயன்படுத்துவதில் கவலைகள் உள்ளன. சில சமயங்களில் அதே வைரஸ் மாறுபட்ட நோக்கங்களுக்காக மாற்றியமைக்கப்படலாம். ஐபீரிய தீபகற்பத்தில் ஐரோப்பிய காட்டு முயல்களைப் பாதுகாக்கவும் ஆஸ்திரேலியா வில் அவற்றைக் கட்டுப்படுத்தவும் மைக்சோமா வைரஸின் மரபணு மாற்றம் முன்மொழியப்பட்டது. ஐபீரிய இனத்தை வைரஸ் நோய்களிலிருந்து பாதுகாக்க, மைக்சோமா வைரஸ் முயல்களுக்கு நோய்த்தடுப்பு வழங்க மரபணு மாற்றப்பட்டது, அதே வேளையில் ஆஸ்திரேலியாவில் அதே மைக்ஸோமா வைரஸ் ஆஸ்திரேலிய முயல் மக்கள்தொகையில் குறைவான கருவுறுதலை மரபணு ரீதியாக மாற்றியது.

உயிரியலுக்கு வெளியே விஞ்ஞானிகள் லித்தியம்-அயன் பேட்டரி மற்றும் பிற நானோ கட்டமைக்கப்பட்ட பொருட்களை உருவாக்க மரபணு மாற்றப்பட்ட வைரஸைப் பயன்படுத்தி யுள்ளனர். பாக்டீரியோபேஜ்களை அவற்றின் மேற்பரப்பில் மாற்றி யமைக்கப்பட்ட புரதங்களை வெளிப்படுத்தவும் அவற்றை குறிப் பிட்ட வடிவங்களில் இணைக்கவும் முடியும் (பேஜ் டிஸ்ப்ளே எனப்படும் நுட்பம்). குவாண்டம் புள்ளிகள், திரவ படிகங்கள், நானோரிங்ஸ் மற்றும் நானோ ஃபைபர்கள் உட்பட தற்போது உற்பத்தி செய்யப்படும் சில புதிய பொருட்களுடன் ஆற்றல் சேமிப்பு மற்றும் உருவாக்கம், பயோசென்சிங் மற்றும் திசு மீளுரு

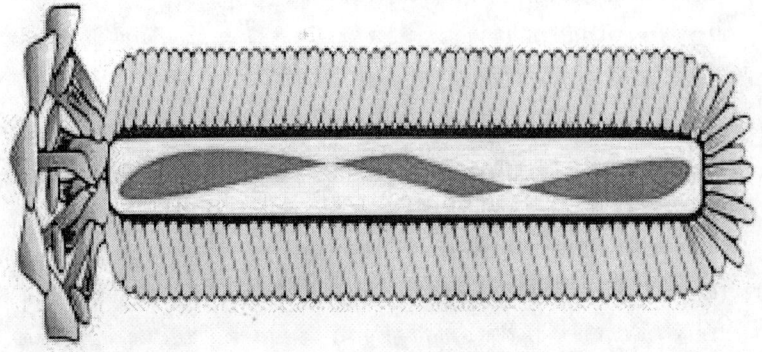

வாக்கம் ஆகியவற்றிற்கான சாத்தியமான பயன்பாடுகளைக் கொண்டுள்ளது. மின்கலமானது பொறியியல் M13 பாக்டீரியாபேஜ்களால் தயாரிக்கப்பட்டது. எனவே அவை இரும்பு பாஸ்பேட்டில் தங்களைப் பூசிக் கொள்ளும், பின்னர் ஒரு கார்பன் நானோ குழாயுடன் தங்களை இணைத்துக் கொள்ளும். இது ஒரு கேத்தோடில் பயன்படுத்த அதிக கடத்தும் ஊடகத்தை உருவாக்கி, ஆற்றலை விரைவாக மாற்ற அனுமதிக்கிறது. அவை நச்சுத் தன்மையற்ற இரசாயனங்கள் மூலம் குறைந்த வெப்பநிலையில் உருவாக்கப்படலாம், மேலும் அவை சுற்றுச்சூழலுக்கு உகந்ததாக இருக்கும்.

பூச்சிக்கொல்லிகளின் வரலாறு

பாக்டீரியா போன்ற பல செயல்முறைகளுக்கு பூஞ்சை பயன்படுத்தப்படலாம். தொழில்துறை பயன்பாடுகளுக்கு, ஈஸ்ட்கள் யூகாரியோட்களில் காணப்படும் மேம்பட்ட புரத மாற்றங்களுடன் கையாளவும், வளரவும் எளிதான ஒரு செல் உயிரினத்தின் பாக்டீரியா நன்மைகளை இணைக்கின்றன. உணவு, மருந்துகள், ஹார்மோன்கள் மற்றும் ஸ்டீராய்டுகளில் பயன்படுத்த பெரிய சிக்கலான மூலக்கூறுகளை உற்பத்தி செய்ய அவை பயன்படுத்தப்படலாம். ஒயின் உற்பத்திக்கு ஈஸ்ட் முக்கியமானது மற்றும் 2016 ஆம் ஆண்டு வரை, ஒயின் நொதித்தலில் ஈடுபட்டுள்ள இரண்டு மரபணு மாற்றப்பட்ட ஈஸ்ட்கள் அமெரிக்கா மற்றும் கனடாவில் வணிகமயமாக்கப்பட்டுள்ளன. ஒன்று மலோலாக்டிக் நொதித்தல் செயல்திறனை அதிகரித்துள்ளது. மற்றொன்று நொதித்தல் போது ஆபத்தான எத்தில் கார்பமேட் கலவைகள் உற்பத்தியைத் தடுக்கிறது. மரபணு மாற்றப்பட்ட பூஞ்சைகளிலிருந்து உயிரி எரிபொருள் தயாரிப்பிலும் முன்னேற்றங்கள் ஏற்பட்டுள்ளன.

பூச்சிகளின் பொதுவான நோய்க்கிருமிகளான பூஞ்சை, கவர்ச்சிகரமான உயிர் பூச்சிக்கொல்லிகளை உருவாக்குகிறது. பாக்டீரியா மற்றும் வைரஸ்கள் போலல்லாமல், அவை பூச்சிகளை தொடர்பு கொள்வதன் மூலம் மட்டுமே பாதிக்கின்றன. இருப்பினும் அவை ரசாயன பூச்சிக்கொல்லிகளால் திறனில் போட்டியிடுகின்றன. மரபியல் பொறியியலில் பொதுவாக அதிக வீரியமுள்ள புரதங்

களைச் சேர்ப்பதன் மூலம், நோய்த்தொற்று வீதத்தை அதிகரிப்பதன் மூலம் அல்லது வித்து நிலைத்தன்மையை மேம்படுத்துவதன் மூலம் வைரஸை மேம்படுத்த முடியும். நோயைச் சுமக்கும் பல திசையன்கள் என்டோமோபாத்தோஜெனிக் பூஞ்சைகளுக்கு ஆளாகின்றன. உயிரியல் கட்டுப்பாட்டுக்கான ஒரு கவர்ச்சியான இலக்கு கொசுக்கள், மலேரியா, மஞ்சள் காய்ச்சல் மற்றும் டெங்கு காய்ச்சல் உள்ளிட்ட கொடிய நோய்களின் வரம்பிற்கு வழிவகைகள் ஆகும். கொசுக்கள் விரைவாக பரிணாம வளர்ச்சியடையும், அதனால் அவை சுமந்து செல்லும் பிளாஸ்மோடியம் தொற்று நோயாக மாறுவதற்கு முன்பு அவற்றைக் கொல்லும் ஒரு சமநிலைச் செயலாக மாறுகிறது. ஆனால் அவை பூஞ்சைகளை எதிர்க்கும் அளவுக்கு வேகமாக இல்லை. மரபணு பொறியியல் பூஞ்சைகளான மெட்டாரைசியம் அனிசோப்லியா மற்றும் பியூவேரியா பாசியானா கொசு தொற்றின் வளர்ச்சியைத் தாமதப்படுத்துவதன் மூலம் எதிர்ப்பை உருவாக்குவதற்கான தேர்வு அழுத்தம் குறைக்கப்படுகிறது. மற்றொரு உத்தி, மலேரியா பரவுவதைத் தடுக்கும் பூஞ்சைகளில் புரதங்களைச் சேர்ப்பது அல்லது பிளாஸ்மோடியத்தை முழுவதுமாக அகற்றுவது.

அகாரிகஸ் பிஸ்போரஸ் என்பது பொதுவான வெள்ளை பொத்தான் காளான், பழுப்பு நிறத்தை எதிர்க்கும் வகையில் மரபணு திருத்தப்பட்டு, நீண்ட ஆயுளைக் கொடுக்கும். பாலிஃபீனால் ஆக்சிடேஸை குறியீடாக்கும் மரபணுவை நாக் அவுட் செய்ய இந்த செயல்முறை CRISPR ஐப் பயன்படுத்தியது. உயிரினத்தில் வெளிநாட்டு DNAவை அறிமுகப்படுத்தாததால், தற்போதுள்ள GMO கட்டமைப்பின் கீழ் இது கட்டுப்படுத்தப்பட்டதாகக் கருதப்படவில்லை, மேலும் இது வெளியிடுவதற்கு அங்கீகரிக்கப்பட்ட முதல் CRISPR-எடிட் செய்யப்பட்ட உயிரினமாகும். மரபணு திருத்தப்பட்ட உயிரினங்கள் மரபணு மாற்றப்பட்ட உயிரினங்களாகக் கருதப்பட வேண்டுமா மற்றும் அவை எவ்வாறு கட்டுப்படுத்தப்பட வேண்டும் என்பதற்கான விவாதங்களை இது தீவிரப்படுத்தியுள்ளது.

❒

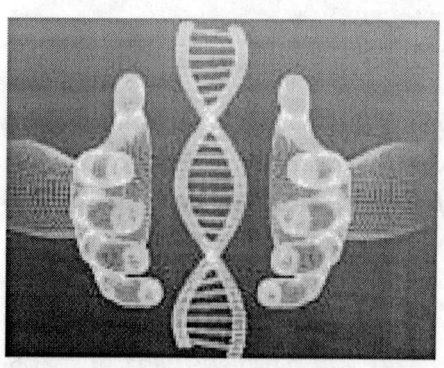

17. மரபணு மாற்றப்பட்ட தாவரம்

தாவரங்கள் அறிவியல் ஆராய்ச்சிக்காகவும், புதிய மலர் வண்ணங்களைக் காட்டவும், தடுப்பூசிகளை வழங்கவும், மேம் படுத்தப்பட்ட பயிர்களை உருவாக்கவும் வடிவமைக்கப்பட் டுள்ளன. பல தாவரங்கள் ப்ளூரிபோடென்ட் ஆகும், அதாவது ஒரு முதிர்ந்த தாவரத்திலிருந்து ஒரு செல் அறுவடை செய்யப்படலாம் மற்றும் சரியான சூழ்நிலையில் ஒரு புதிய தாவரமாக உருவாகலாம். இந்த திறனை மரபணு பொறியாளர்கள் பயன்படுத்திக் கொள்ள லாம்; ஒரு வயது வந்த தாவரத்தில் வெற்றிகரமாக மாற்றப்பட்ட உயிரணுக்களைத் தேர்ந்தெடுப்பதன் மூலம், திசு வளர்ப்பு எனப் படும் ஒரு செயல்முறையின் மூலம் ஒவ்வொரு செல்லிலும் டிரான்ஸ் ஜீனைக் கொண்டிருக்கும் ஒரு புதிய தாவரத்தை வளர்க்கலாம்.

மரபணு பொறியியல் துறையில் பெரும்பாலான முன்னேற்றங்கள் புகையிலையின் சோதனையிலிருந்து வந்தவை. பரந்த அளவிலான தாவரங்களுக்கான திசு வளர்ப்பு மற்றும் தாவர செல்லுலார் வழி முறைகளில் பெரும் முன்னேற்றங்கள் புகையிலையில் உருவாக்கப் பட்ட அமைப்புகளில் இருந்து உருவானது. இது மரபணு பொறி

யியலைப் பயன்படுத்தி மாற்றப்பட்ட முதல் தாவரமாகும். மேலும் இது மரபணு பொறியியலுக்கு மட்டுமல்ல, பிற துறைகளின் வரம்பிற்கும் ஒரு மாதிரி உயிரினமாக கருதப்படுகிறது. எனவே, மரபணுமாற்றக் கருவிகள் மற்றும் நடைமுறைகள் நன்கு நிறுவப் பட்டு, புகையிலையை மாற்றுவதற்கு எளிதான தாவரங்களில் ஒன்றாக மாற்றுகிறது. மரபியல் பொறியியலுடன் தொடர்புடைய மற்றொரு முக்கிய மாதிரி உயிரினம் அரபிடோப்சிஸ் தலியானா ஆகும். அதன் சிறிய மரபணு மற்றும் குறுகிய வாழ்க்கைச் சுழற்சி கையாளுவதை எளிதாக்குகிறது மற்றும் இது முக்கியமான பயிர் இனங்களுக்கு பல ஹோமோலாஜ்களைக் கொண்டுள்ளது. இது வரிசைப்படுத்தப்பட்ட முதல் தாவரமாகும், ஏராளமான ஆன்லைன் ஆதாரங்கள் கிடைக்கின்றன மற்றும் மாற்றப்பட்ட அக்ரோ பாக்டீரியம் கரைசலில் பூவை நனைப்பதன் மூலம் மாற்றலாம்.

ஆராய்ச்சியில், சில மரபணுக்களின் செயல்பாடுகளைக் கண்டறிய உதவும் வகையில் தாவரங்கள் வடிவமைக்கப்பட்டுள்ளன. இதைச் செய்வதற்கான எளிய வழி, மரபணுவை அகற்றி, காட்டு வகை வடிவத்துடன் ஒப்பிடும்போது என்ன பினோடைப் உருவா கிறது என்பதைப் பார்ப்பது. எந்த வேறுபாடுகளும் காணாமல் போன மரபணுவின் விளைவாக இருக்கலாம். பிறழ்வுத் தன்மையைப் போலன்றி, மரபணு பொறியியல், உயிரினத்தில் உள்ள பிற மரபணுக்களுக்கு இடையூறு விளைவிக்காமல் இலக்கு நீக்கத்தை அனுமதிக்கிறது. சில மரபணுக்கள் சில திசுக்களில் மட்டுமே வெளிப் படுத்தப்படுகின்றன. எனவே GUS போன்ற நிருபர் மரபணுக்கள், இருப்பிடத்தின் காட்சிப்படுத்தலை அனுமதிக்கும் ஆர்வமுள்ள மரபணுவுடன் இணைக்கப்படலாம். ஒரு மரபணுவைச் சோதிப் பதற்கான மற்ற வழிகள், அதைச் சிறிது மாற்றி, பின்னர் அதை ஆலைக்குத் திருப்பி, அது இன்னும் பினோடைப்பில் அதே விளைவைக் கொண்டிருக்கிறதா என்று பார்க்க வேண்டும். பிற உத்தி களில் மரபணுவை ஒரு வலுவான ஊக்குவிப்பாளருடன் இணைப்பது மற்றும் அது அதிகமாக அழுத்தப்படும்போது என்ன நடக்கிறது என்பதைப் பார்ப்பது, ஒரு மரபணுவை வேறு இடத்தில் அல்லது வெவ்வேறு வளர்ச்சி நிலைகளில் வெளிப்படுத்தும்படி கட்டாயப் படுத்துகிறது.

சில மரபணு மாற்றப்பட்ட தாவரங்கள் முற்றிலும் அலங்கார மானவை. அவை பூவின் நிறம், நறுமணம், பூ வடிவம் மற்றும் தாவர கட்டிடக் கலைக்கு மாற்றியமைக்கப்படுகின்றன. முதல் மரபணு மாற்றப்பட்ட அலங்காரங்கள் வணிக மயமாக்கப்பட்ட மாற்றப் பட்ட வண்ணம் 1997 இல் கார்னேஷன்கள் வெளியிடப்பட்டன. மிகவும் பிரபலமான மரபணு மாற்றப்பட்ட உயிரினம், 2004 இல் உருவாக்கப்பட்ட ஒரு நீல ரோஜா (உண்மையில் லாவெண்டர் அல்லது மௌவ்) ரோஜாக்கள் ஜப்பான், அமெரிக்கா மற்றும் கனடாவில் விற்கப்படுகின்றன. பிற மரபணு மாற்றப்பட்ட அலங்காரங்களில் கிரிஸாந்தமம் மற்றும் பெட்டூனியா ஆகியவை அடங்கும். அழகியல் மதிப்பை அதிகரிப்பதுடன், குறைந்த தண்ணீரைப் பயன்படுத்தும் அல்லது குளிர்ச்சியை எதிர்க்கும் அலங்காரப் பொருட்களை உருவாக்கத் திட்டமிடப்பட்டுள்ளது, இது அவற்றின் இயற்கையான சூழலுக்கு வெளியே வளர்க்க அனுமதிக்கும்.

வட அமெரிக்காவில் மரகத சாம்பல் துளைப்பான் மற்றும் ஐரோப்பிய விமான மரங்களில் பூஞ்சை நோய், செராடோசிஸ்டிஸ்

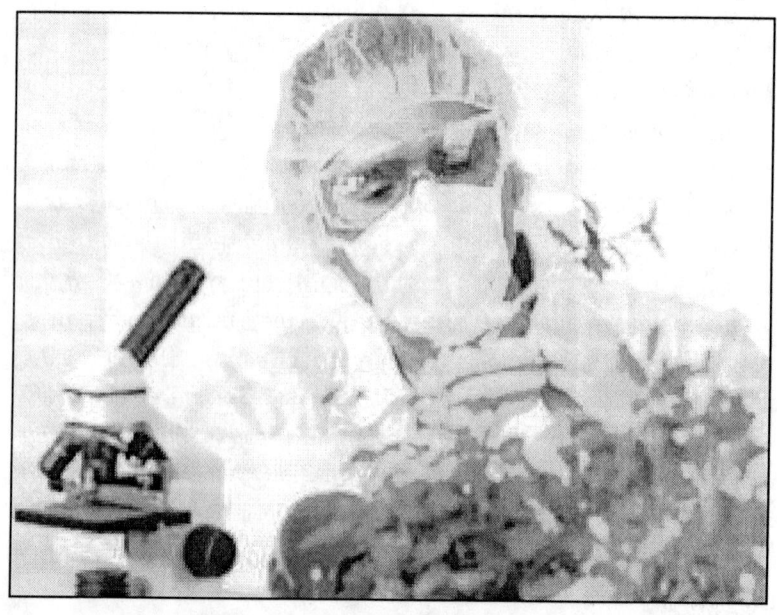

பிளாட்டானி போன்ற ஆக்கிரமிப்பு தாவரங்கள் மற்றும் நோய் களை எதிர்க்கும் வகையில் அழிவின் அச்சுறுத்தலுக்கு உள்ளான சில தாவர இனங்களை மரபணு மாற்ற முன்மொழியப்பட்டது. பப்பாளி ரிங்ஸ்பாட் வைரஸ் இருபதாம் நூற்றாண்டில் ஹவாயில் பப்பாளி மரங்களை அழித்தது, மரபணு மாற்றம் செய்யப்பட்ட பப்பாளிச் செடிகளுக்கு நோய்க்கிருமி-பெறப்பட்ட எதிர்ப்பைக் கொடுக்கும் வரை. இருப்பினும், தாவரங்களில் பாதுகாப்பிற்கான மரபணு மாற்றம் முக்கியமாக ஊகமாகவே உள்ளது. ஒரு தனித்தன்மை வாய்ந்த கவலை என்னவென்றால், ஒரு மரபணு மாற்றப்பட்ட இனம், அசல் இனங்கள் பாதுகாக்கப்படுகிறது என்று உண்மையாகக் கூறுவதற்கு அசல் இனங்களுடன் போதுமான ஒற்றுமையை இனி கொண்டிருக்காது. மாறாக, மரபணுமாற்ற இனங்கள் ஒரு புதிய இனமாகக் கருதப்படும் அளவுக்கு மரபணு ரீதியாக வேறுபட்டிருக்க லாம், இதனால் மரபணு மாற்றத்தின் பாதுகாப்பு மதிப்பு குறைகிறது.

பயிர்கள்

மரபணு மாற்றப்பட்ட பயிர்கள் விவசாயத்தில் பயன்படுத்தப் படும் மரபணு மாற்றப்பட்ட தாவரங்கள் ஆகும். முதன்முதலில் உருவாக்கப்பட்ட பயிர்கள் விலங்குகள் அல்லது மனித உணவுக் காகப் பயன்படுத்தப்பட்டன மற்றும் சில பூச்சிகள், நோய்கள், சுற்றுச்சூழல் நிலைமைகள், கெட்டுப்போதல் அல்லது இரசாயன சிகிச்சைகள் (எ.கா. களைக்கொல்லிக்கு எதிர்ப்பு) ஆகியவற்றிற்கு எதிர்ப்புத் தெரிவிக்கின்றன. இரண்டாம் தலைமுறை பயிர்கள், பெரும்பாலும் ஊட்டச்சத்து சுயவிவரத்தை மாற்றுவதன் மூலம் தரத்தை மேம்படுத்துவதை நோக்கமாகக் கொண்டுள்ளன. மூன்றாம் தலைமுறை மரபணு மாற்றப்பட்ட பயிர்கள் உணவு அல்லாத நோக்கங்களுக்காக பயன்படுத்தப்படலாம், இதில் மருந்து முகவர்கள், உயிரி எரிபொருள்கள் மற்றும் பிற தொழில்துறை ரீதியாக பயனுள்ள பொருட்களின் உற்பத்தி, அத்துடன் உயிரி மருத்துவம் ஆகியவை அடங்கும்.

விவசாய முன்னேற்றத்திற்கு மூன்று முக்கிய நோக்கங்கள் உள்ளன; உற்பத்தி அதிகரிப்பு, விவசாயத் தொழிலாளர்களுக்கான மேம்பட்ட

நிலைமைகள் மற்றும் நிலைத்தன்மை. GM பயிர்கள் பூச்சி அழுத்தத்தைக் குறைப்பதன் மூலமும், ஊட்டச்சத்து மதிப்பை அதிகரிப்பதன் மூலமும், பல்வேறு அஜியோடிக் அழுத்தங்களைத் தாங்கிக் கொள்வதன் மூலமும் அறுவடைகளை மேம்படுத்துவதன் மூலம் பங்களிக்கின்றன. இந்த சாத்தியம் இருந்த போதிலும், 2018ஆம் ஆண்டு நிலவரப்படி, வணிகமயமாக்கப்பட்ட பயிர்கள் பெரும்பாலும் பருத்தி, சோயாபீன், சோளம் மற்றும் கனோலா போன்ற பணப்பயிர்களுக்கு மட்டுமே வரையறுக்கப்பட்டுள்ளன.

மேலும் அறிமுகப்படுத்தப்பட்ட பண்புகளில் பெரும்பாலானவை களைக்கொல்லி சகிப்புத்தன்மை அல்லது பூச்சி எதிர்ப்பை வழங்குகின்றன. 2014 இல் பயிரிடப்பட்ட அனைத்து மரபணு மாற்றப்பட்ட பயிர்களில் பாதி சோயாபீன்ஸ் ஆகும். விவசாயிகளின் தத்தெடுப்பு விரைவானது, 1996 மற்றும் 2013 க்கு இடையில், GM பயிர்கள் மூலம் பயிரிடப்பட்ட நிலத்தின் மொத்த பரப்பளவு 100 மடங்கு அதிகரித்துள்ளது. புவியியல் ரீதியாக பரவல் சீரற்றதாக இருந்தாலும், அமெரிக்கா மற்றும் சில பகுதிகளில் வலுவான வளர்ச்சியுடன் உள்ளது. ஆசியா மற்றும் ஐரோப்பா மற்றும் ஆப்பிரிக்காவில் சிறியது. அதன் சமூகப் பொருளாதாரப் பரவலானது, 2013 இல் வளரும் நாடுகளில் ஏறத்தாழ 54% GM பயிர்கள் உலகளவில் வளர்க்கப்பட்டது. சந்தேகங்கள் எழுப்பப்பட்டாலும், பெரும்பாலான ஆய்வுகள் GM பயிர்களை வளர்ப்பது விவசாயிகளுக்கு பயனுள்ளதாக இருப்பதைக் கண்டறிந்துள்ளது. பூச்சிக்கொல்லி பயன்பாடு குறைவதால் பயிர் விளைச்சல் மற்றும் விவசாய லாபம் அதிகரித்தது.

பெரும்பாலான GM பயிர்கள் தேர்ந்தெடுக்கப்பட்ட களைக்கொல்லிகளுக்கு எதிர்ப்புத் தெரிவிக்கும் வகையில் மாற்றியமைக்கப்பட்டுள்ளன. பொதுவாக கிளைபோசேட் அல்லது குளுஃபோசினேட் அடிப்படையிலானவை. களைக்கொல்லிகளை எதிர்க்கும் வகையில் வடிவமைக்கப்பட்ட மரபணு மாற்றப்பட்ட பயிர்கள் மரபுவழியாக வளர்க்கப்படும் எதிர்ப்புத் திறன் கொண்ட இரகங்களை விட இப்போது அதிகமாகக் கிடைக்கின்றன; அமெரிக்காவில் 93% சோயாபீன்ஸ் மற்றும் GM மக்காச்சோளத்தில் பெரும்

பாலானவை கிளைபோசேட் சகிப்புத்தன்மை கொண்டவை. தற்போது கிடைக்கக்கூடிய பெரும்பாலான மரபணுக்கள் பூச்சி எதிர்ப்பை பொறியியலாக்கப் பயன்படுகிறது. பேசிலஸ் துரிஞ்சியென்சிஸ் பாக்டீரியம் மற்றும் டெல்டா எண்டோடாக்சின் களுக்கான குறியீடு ஆகியவற்றிலிருந்து வருகிறது. ஒரு சிலர் தாவர பூச்சிக்கொல்லி புரதங்களுக்கு குறியாக்கம் செய்யும் மரபணுக்களைப் பயன்படுத்துகின்றனர். துரிஞ்சியென்சிஸிலிருந்து தோன்றாத பூச்சிப் பாதுகாப்பை வழங்க வணிக ரீதியாகப் பயன்படுத்தப்படும் ஒரே மரபணு Cowpea tripsin inhibitor (CpTI) ஆகும். CpTI முதன்முதலில் பருத்தியைப் பயன்படுத்த 1999 இல் அங்கீகரிக்கப்பட்டது மற்றும் தற்போது அரிசியில் சோதனைக்கு உட்பட்டுள்ளது. GM பயிர்களில் ஒரு சதவீதத்திற்கும் குறைவான பிற குணாதிசயங்கள் உள்ளன, அவை வைரஸ் எதிர்ப்பை வழங்குதல், முதுமையை தாமதப்படுத்துதல் மற்றும் தாவரங்களின் கலவையை மாற்றுதல் ஆகியவை அடங்கும்.

கோல்டன் ரைஸ் மிகவும் நன்கு அறியப்பட்ட GM பயிர் ஆகும், இது ஊட்டச்சத்து மதிப்பை அதிகரிப்பதை நோக்கமாகக் கொண்டுள்ளது. அரிசியின் உண்ணக்கூடிய பாகங்களில் வைட்டமின் ஏ-யின் முன்னோடியான பீட்டா கரோட்டின் உயிரியக்கவியல் மூன்று மரபணுக்களைக் கொண்டு இது வடிவமைக்கப்பட்டுள்ளது. இது ஒரு வலுவூட்டப்பட்ட உணவை உற்பத்தி செய்வதை நோக்கமாகக் கொண்டது மற்றும் உணவு வைட்டமின் ஏ பற்றாக்குறை உள்ள பகுதிகளில் உட்கொள்ளப்படுகிறது. இந்த குறைபாடு ஒவ்வொரு ஆண்டும் 5 வயதுக்குட்பட்ட 670,000 குழந்தைகளைக் கொல்லும் என்று மதிப்பிடப்பட்டுள்ளது. மீளமுடியாத குழந்தைப் பருவ குருட்டுத்தன்மையின் 500,000 வழக்குகள். அசல் தங்க அரிசி 1.6 µg/g கரோட்டினாய்டுகளை உற்பத்தி செய்தது. மேலும் வளர்ச்சியுடன் இது 23 மடங்கு அதிகரித்தது. இது 2018 இல் உணவாகப் பயன்படுத்துவதற்கான முதல் அங்கீகாரத்தைப் பெற்றது.

தாவரங்கள் மற்றும் தாவர செல்கள் பயோ ரியாக்டர்களில் உயிர் மருந்துகளை உற்பத்தி செய்வதற்காக மரபணு ரீதியாக வடிவமைக்கப்பட்டுள்ளன. இது பார்மிங் என அழைக்கப்படுகிறது. டக்வீட் லெம்னா மைனர், ஆல்கா கிளமிடோமோனாஸ் ரெய்ன்ஹார்ட்டி

மற்றும் பாசி பிஸ்கோமிட்ரெல்லா பேடென்ஸ் ஆகியவற்றுடன் வேலை செய்யப்பட்டது. உற்பத்தி செய்யப்படும் உயிரி மருந்துகளில் சைட்டோகைன்கள், ஹார்மோன்கள், ஆன்டிபாடிகள், என்சைம்கள் மற்றும் தடுப்பூசிகள் ஆகியவை அடங்கும். அவற்றில் பெரும்பாலானவை தாவர விதைகளில் குவிந்துள்ளன. பல மருந்துகளில் இயற்கையான தாவர மூலப்பொருள்கள் உள்ளன மற்றும் அவற்றின் உற்பத்திக்கு வழிவகுக்கும் பாதைகள் மரபணு மாற்றப்பட்டு அல்லது அதிக அளவு உற்பத்தி செய்ய பிற தாவர இனங்களுக்கு மாற்றப்பட்டுள்ளன.

பயோபாலிமர்கள் மற்றும் உயிரி எரிபொருள்கள் ஆகியவை உயிரி உலைகளுக்கான பிற விருப்பங்கள் பாக்டீரியாவைப் போலன்றி, தாவரங்கள் புரதங்களை மொழிபெயர்ப்பிற்குப் பின் மாற்றியமைத்து, அவை மிகவும் சிக்கலான மூலக்கூறுகளை உருவாக்க அனுமதிக்கிறது. அவை மாசுபடுவதற்கான குறைந்த ஆபத்தையும் ஏற்படுத்துகின்றன. கௌச்சர் நோய்க்கான மருந்து சிகிச்சை உட்பட, டிரான்ஸ்ஜெனிக் கேரட் மற்றும் புகையிலை செல்களில் சிகிச்சை முறைகள் வளர்க்கப்பட்டுள்ளன.

தடுப்பூசி உற்பத்தி மற்றும் சேமிப்பு மாற்றுத் தாவரங்களில் பெரும் ஆற்றலைக் கொண்டுள்ளது. தடுப்பூசிகள் தயாரிப்பதற்கும், கொண்டு செல்வதற்கும், நிர்வகிப்பதற்கும் விலை அதிகம், எனவே அவற்றை உள்நாட்டிலேயே உற்பத்தி செய்யக்கூடிய ஒரு அமைப்பைக் கொண்டிருப்பது ஏழை மற்றும் வளரும் பகுதிகளுக்கு அதிக அணுகலை அனுமதிக்கும். அதே போல் தாவரங்களில் வெளிப்படுத்தப்படும் சுத்திகரிப்பு தடுப்பூசிகள் தாவரங்களில் உண்ணக்கூடிய தடுப்பூசிகளை உற்பத்தி செய்ய முடியும். உண்ணக் கூடிய தடுப்பூசிகள் சில நோய்களிலிருந்து பாதுகாக்க உட்கொள்ளும் போது நோயெதிர்ப்பு மண்டலத்தைத் தூண்டுகின்றன. ஆலைகளில் சேமித்து வைப்பது நீண்ட கால செலவைக் குறைக்கிறது, ஏனெனில் அவை குளிர் சேமிப்பு தேவையில்லாமல் பரப்பப்படலாம், சுத்திகரிக்கப்பட வேண்டிய அவசியமில்லை, நீண்ட கால நிலைத் தன்மையைக் கொண்டிருக்கும்.

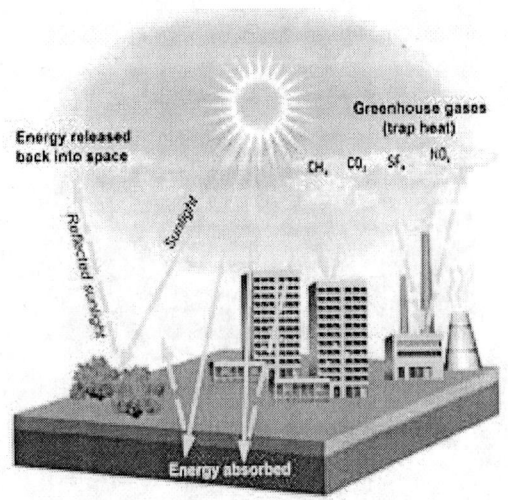

மேலும் தாவர செல்களுக்குள் இருப்பது செரிமானத்தின் போது குடல் அமிலங்களிலிருந்து சில பாதுகாப்பை வழங்குகிறது. எவ்வாறாயினும், மரபணு மாற்றப்பட்ட தாவரங்களை உருவாக்குதல், ஒழுங்குபடுத்துதல் மற்றும் உள்ளடக்குதல் ஆகியவற்றின் செலவு அதிகமாக உள்ளது, இது தற்போதைய தாவர அடிப்படையிலான தடுப்பூசி உருவாக்கம் கால்நடை மருத்துவத்தில் பயன்படுத்தப் படுவதற்கு வழிவகுக்கிறது, அங்கு கட்டுப்பாடுகள் கடுமையாக இல்லை.

அதிக மகசூல், பூச்சிக்கொல்லிகளின் பயன்பாடு குறைதல், டிராக்டர் எரிபொருளின் பயன்பாடு மற்றும் உழவு இல்லாததால் விவசாயம் தொடர்பான CO2 உமிழ்வைக் குறைப்பதற்கான வழிகளில் ஒன்றாக மரபணு மாற்றப்பட்ட பயிர்கள் முன்மொழியப்பட்டுள்ளன. 2021ஆம் ஆண்டின் ஆய்வின்படி, ஐரோப்பிய ஒன்றியத்தில் மட்டும் GE பயிர்களை பரவலாக ஏற்றுக்கொள்வது கிரீன்ஹவுஸ் வாயு வெளியேற்றத்தை 33 மில்லியன் டன் CO2 க்கு சமமானதாக அல்லது மொத்த விவசாயம் தொடர்பான உமிழ்வில் 7.5% குறைக்கும்.

◻

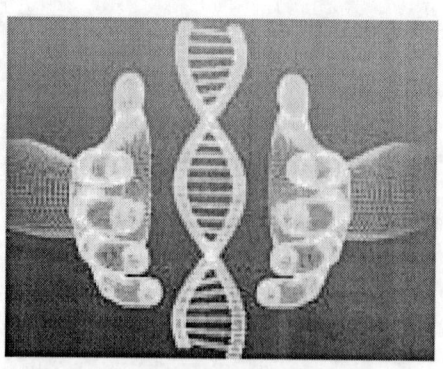

18. மரபணு மாற்றம் செய்யப்பட்ட விலங்குகளும், பாலூட்டிகளும்

மரபணு மாற்றப்பட்ட விலங்குகளில் பெரும்பாலானவை ஆராய்ச்சி கட்டத்தில் உள்ளன. சந்தையில் நுழைவதற்கு நெருக்கமான எண்ணிக்கை சிறியதாக உள்ளது. 2018 இல் மூன்று மரபணு மாற்றப்பட்ட விலங்குகள் மட்டுமே அங்கீகரிக்கப்பட்டுள்ளன, இவை அனைத்தும் அமெரிக்காவில் உள்ளன. ஒரு ஆடு மற்றும் ஒரு கோழி மருந்து தயாரிக்க வடிவமைக்கப்பட்டுள்ளது மற்றும் ஒரு சால்மன் அதன் சொந்த வளர்ச்சியை அதிகரித்துள்ளது. அவற்றை மாற்றியமைப்பதில் வேறுபாடுகள் மற்றும் சிரமங்கள் இருந்த போதிலும், இறுதி நோக்கங்கள் தாவரங்களைப் போலவே இருக்கும். GM விலங்குகள் ஆராய்ச்சி நோக்கங்களுக்காக, தொழில் துறை அல்லது சிகிச்சை தயாரிப்புகளின் உற்பத்தி, விவசாய பயன் பாடுகள் அல்லது அவற்றின் ஆரோக்கியத்தை மேம்படுத்துவதற்காக உருவாக்கப்படுகின்றன. மரபணு மாற்றப்பட்ட செல்லப்பிராணிகளை உருவாக்குவதற்கான சந்தையும் உள்ளது.

மரபணு பொறியியல் பாலூட்டிகளின் செயல்முறை மெதுவாக, கடினமான மற்றும் விலை உயர்ந்தது. இருப்பினும், புதிய தொழில்

நுட்பங்கள் மரபணு மாற்றங்களை எளிதாகவும் துல்லியமாகவும் செய்கின்றன. முதன்முதலில் மரபணு மாற்று பாலூட்டிகள் வைரஸ் டிஎன்ஏவை கருக்களில் செலுத்தி பின்னர் கருக்களை பெண்களில் பொருத்துவதன் மூலம் உருவாக்கப்பட்டன. உருவாகும் மற்றும் சில மரபணு பொருட்கள் இனப்பெருக்க உயிரணுக்களில் இணைக்கப் படும் என்று நம்பப்படுகிறது. விலங்கு இனப்பெருக்க வயதை அடையும் வரை ஆராய்ச்சியாளர்கள் காத்திருக்க வேண்டும், பின்னர் ஒவ்வொரு செல்லிலும் மரபணு இருப்பதைக் கண்டறிய சந்ததியினர் சோதிக்கப்படுவார்கள். CRISPR-Cas9 மரபணு எடிட்டிங் சிஸ்டத்தின் வளர்ச்சியானது, மரபணு மாற்றப்பட்ட பாலூட்டி களை உருவாக்குவதற்குத் தேவைப்படும் நேரத்தை பாதியாகக் குறைத்து, கிருமி உயிரணுக்களை நேரடியாக மாற்றுவதற்கான மலிவான மற்றும் விரைவான வழியாகும்.

பாலூட்டிகள் மனித நோய்களுக்கான சிறந்த மாதிரிகள், பல தீவிர நோய்களுக்கான சிகிச்சைகள் மற்றும் சிகிச்சையின் கண்டுபிடிப்பு மற்றும் மேம்பாட்டிற்கு மரபணு பொறியாளர்களை இன்றியமை யாததாக ஆக்குகிறது. மனித மரபணு கோளாறுகளுக்கு காரணமான மரபணுக்களை நாக்அவுட் செய்வது, ஆராய்ச்சியாளர்கள் நோயின் பொறிமுறையைப் படிக்கவும் சாத்தியமான சிகிச்சையை சோதிக் கவும் அனுமதிக்கிறது. மரபணு மாற்றப்பட்ட எலிகள் உயிரியல் மருத்துவ ஆராய்ச்சியில் பயன்படுத்தப்படும் மிகவும் பொதுவான பாலூட்டிகளாகும். ஏனெனில் அவை மலிவானவை மற்றும் கையாள எளிதானவை. பன்றிகள் ஒரே மாதிரியான உடல் அளவு மற்றும் உடற்கூறியல் அம்சங்கள், உடலியல், நோயியல் இயற்பியல் பதில் மற்றும் உணவுமுறை ஆகியவற்றைக் கொண்டிருப்பதால் அவை ஒரு நல்ல இலக்காகும்.

மனிதநேயமற்ற விலங்கினங்கள் மனிதர்களுக்கு மிகவும் ஒத்த மாதிரி உயிரினங்களாகும், ஆனால் அவற்றை ஆராய்ச்சி விலங்கு களாகப் பயன்படுத்துவதில் பொதுமக்களின் வரவேற்பு குறைவாக உள்ளது. 2009 ஆம் ஆண்டில், விஞ்ஞானிகள் வெற்றிகரமாக ஒரு மரபணுவை முதன்முறையாக ப்ரைமேட் இனத்திற்கு (மார்மோ செட்டுகள்) மாற்றியதாக அறிவித்தனர். இந்த மார்மோசெட்டுகளுக்

கான அவர்களின் முதல் ஆராய்ச்சி இலக்கு பார்கின்சன் நோயாகும். ஆனால் அவர்கள் அமியோட்ரோபிக் லேட்டரல் ஸ்களீரோசிஸ் மற்றும் ஹண்டிங்டனின் நோயையும் கருத்தில் கொண்டனர்.

பாலூட்டிகளில் வெளிப்படுத்தப்படும் மனித புரதங்கள் தாவரங்கள் அல்லது நுண்ணுயிரிகளில் வெளிப்படுத்தப்பட்டதை விட அவற்றின் இயற்கையான சகாக்களைப் போலவே இருக்கும். செம்மறி ஆடுகள், பன்றிகள், எலிகள் மற்றும் பிற விலங்குகளில் நிலையான வெளிப்பாடு நிறைவேற்றப்பட்டுள்ளது. 2009 ஆம் ஆண்டில், அத்தகைய விலங்கிலிருந்து தயாரிக்கப்பட்ட முதல் மனித உயிரியல் மருந்து ஆடு அங்கீகரிக்கப்பட்டது. மருந்து, ATryn , ஒரு ஆன்டிகோகுலண்ட் ஆகும். இது அறுவை சிகிச்சை அல்லது பிரசவத்தின் போது இரத்த உறைவு நிகழ்தகவைக் குறைக்கிறது மற்றும் ஆடு பாலில் இருந்து பிரித்தெடுக்கப்படுகிறது. மனித ஆல்பா-

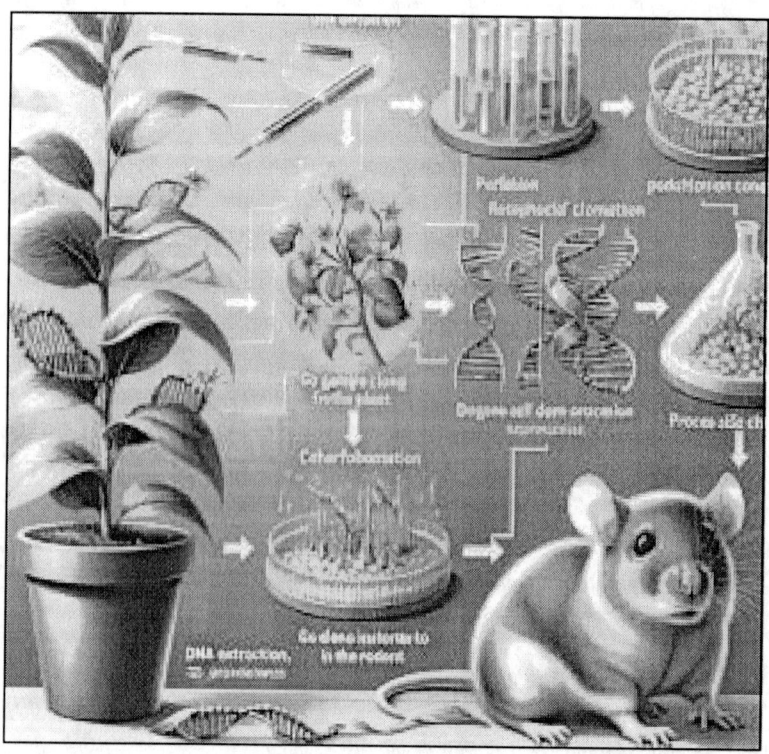

1-ஆன்டிட்ரிப்சின் மற்றொரு புரதமாகும், இது ஆடுகளிலிருந்து தயாரிக்கப்படுகிறது மற்றும் இந்த குறைபாட்டுடன் மனிதர்களுக்கு சிகிச்சை அளிக்கப் பயன்படுகிறது. மற்றொரு மருத்துவப் பகுதி, மனித உறுப்பு மாற்று அறுவை சிகிச்சைக்கு (சீனோட்ரான்ஸ்பிளான் டேஷன்) அதிக திறன் கொண்ட பன்றிகளை உருவாக்குவதில் உள்ளது. பன்றிகள் மரபணு மாற்றம் செய்யப்பட்டுள்ளன, இதனால் அவற்றின் உறுப்புகள் இனி ரெட்ரோவைரஸைக் கொண்டு செல்ல முடியாது அல்லது நிராகரிப்பு வாய்ப்பைக் குறைக்கும் மாற்றங் களைக் கொண்டுள்ளது. சிமெரிக் பன்றிகள் முழு மனித உறுப்பு களையும் சுமந்து செல்லும். மரபணு மாற்றப்பட்ட பன்றி இதயத்தின் முதல் மனித மாற்று அறுவை சிகிச்சை 2023 இல் நிகழ்ந்தது மற்றும் சிறுநீரகம் 2024 இல்.

வளர்ச்சி விகிதம், இறைச்சியின் தரம், பால் கலவை, நோய் எதிர்ப்பு மற்றும் உயிர்வாழ்வு போன்ற பொருளாதார முக்கியத்துவம் வாய்ந்த பண்புகளை மேம்படுத்தும் நோக்கத்துடன் கால்நடைகள் மாற்றியமைக்கப்படுகின்றன. விலங்குகள் வேகமாக வளர, ஆரோக் கியமாக மற்றும் நோய்களை எதிர்க்கும் வகையில் வடிவமைக்கப் பட்டுள்ளன. மாற்றங்கள் செம்மறி ஆடுகளின் கம்பளி உற்பத்தி மற்றும் மாடுகளின் மடி ஆரோக்கியத்தையும் மேம்படுத்தியுள்ளன. ஆடுகள் அவற்றின் பாலில் வலுவான சிலந்தி வலை போன்ற பட்டுப் புரதங்களுடன் பால் உற்பத்தி செய்ய மரபணு ரீதியாக வடிவமைக் கப்பட்டுள்ளது. என்விரோபிக் என்று அழைக்கப்படும் ஒரு GM பன்றி, வழக்கமான பன்றிகளை விட மிகவும் திறமையாக தாவர பாஸ்பரஸை ஜீரணிக்கும் திறனுடன் உருவாக்கப்பட்டது. அவை 30 முதல் 70% குறைவான பாஸ்பரஸை உரத்தில் வெளியேற்றுவதால் நீர் மாசுபாட்டைக் குறைக்கலாம். கறவை மாடுகள் மனிதனின் தாய்ப்பாலுக்கு சமமான பாலை உற்பத்தி செய்ய மரபணு ரீதியாக வடிவமைக்கப்பட்டுள்ளன. தாய்ப்பாலை உற்பத்தி செய்ய முடியாத தாய்மார்களுக்கு இது பலனளிக்கும், ஆனால் தங்கள் குழந்தை களுக்கு சூத்திரத்தை விட தாய்ப்பாலை வழங்க வேண்டும். ஒவ்வாமை இல்லாத பாலை உற்பத்தி செய்யும் மரபணு ரீதியாக வடிவமைக்கப்பட்ட பசுவையும் ஆராய்ச்சியாளர்கள் உருவாக்கி யுள்ளனர்.

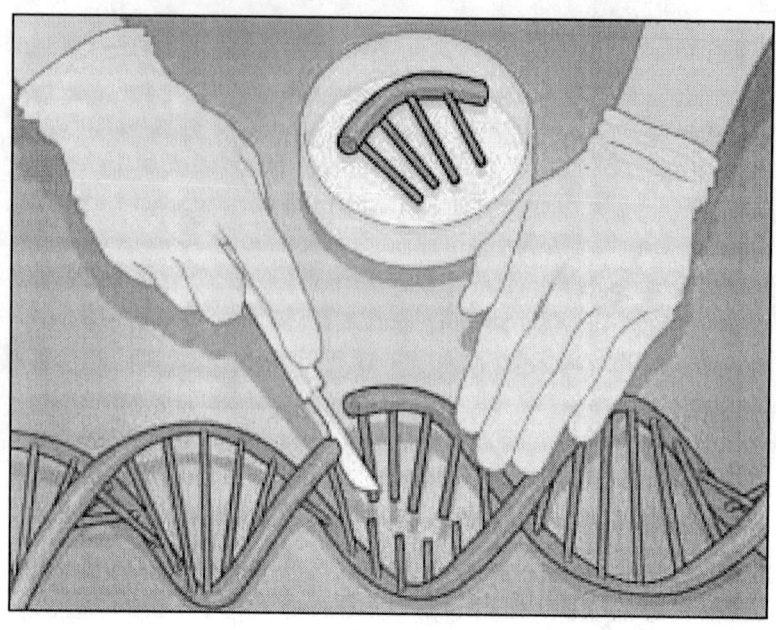

விஞ்ஞானிகள் ஆராய்ச்சி நோக்கங்களுக்காக பச்சை ஃப்ளோரசன்ட் புரதத்தை (GFP) சேர்க்க சில பாலூட்டிகள் உட்பட பல உயிரினங்களை மரபணு ரீதியாக வடிவமைத்துள்ளனர். GFP மற்றும் பிற ஒத்த அறிக்கையிடல் மரபணுக்கள் மரபணு மாற்றத்தின் தயாரிப்புகளை எளிதாகக் காட்சிப்படுத்துதல் மற்றும் உள்ளூர் மயமாக்கலை அனுமதிக்கின்றன.

ஃப்ளோரசன்ட் பன்றிகள் மனித உறுப்பு மாற்று அறுவை சிகிச்சைகள், கண் ஒளிக்கதிர் செல்களை மீண்டும் உருவாக்குதல் மற்றும் பிற தலைப்புகளைப் படிக்க வளர்க்கப்படுகின்றன. 2011 இல், எச்.ஐ.வி/எய்ட்ஸ் மற்றும் பிற நோய்களுக்கான சிகிச்சை களைக் கண்டறிய உதவுவதற்காக பச்சை-புளோரசன்ட் பூனைகள் உருவாக்கப்பட்டன. ஃபெலைன் இம்யூனோடிஃபிஷியன்சி வைரஸ் எச்ஐவியுடன் தொடர்புடையது.

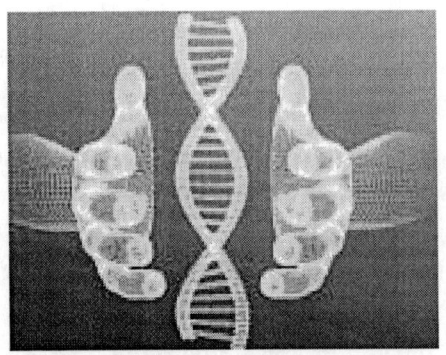

19. மரபணு சிகிச்சையும் மற்ற உயிரினங்களும்

விலங்குகளை அழிவிலிருந்து மீட்டெடுக்க மரபணு பொறியியல் பயன்படுத்தப்படலாம் என்ற கருத்துக்கள் உள்ளன. நெருங்கிய உறவினரின் மரபணுவை அழிந்து போனதைப் போல மாற்றுவதை உள்ளடக்கியது மற்றும் தற்போது பயணிகள் புறா வுடன் முயற்சி செய்யப்படுகிறது. கம்பளி மாமத்துடன் தொடர்பு டைய மரபணுக்கள் ஆப்பிரிக்க யானையின் மரபணுவில் சேர்க்கப் பட்டுள்ளன. இருப்பினும் முன்னணி ஆராய்ச்சியாளர் தனக்கு உயிருள்ள யானைகளை உருவாக்கும் எண்ணம் இல்லை என்றும், அனைத்து மரபணுக்களையும் மாற்றுவது மற்றும் மரபணு பரிணாம வளர்ச்சியின் ஆண்டுகளை மாற்றுவது என்பது நீண்ட தூரம் என்று கூறுகிறார். சாத்தியமான, தொலைந்து போன பன்முகத்தன்மையை மீண்டும் கொண்டு வருவதன் மூலமோ அல்லது போராடும் உயிரினங்களுக்கு பரிணாம வளர்ச்சியடைந்த மரபணு நன்மைகளை மாற்றுவதன் மூலமோ, அழிந்து வரும் விலங்குகளைப் பாதுகாக்க விஞ்ஞானிகள் இந்தத் தொழில்நுட்பத்தைப் பயன்படுத்துவதற்கான வாய்ப்புகள் அதிகம்.

மனிதர்கள்

மரபணு சிகிச்சை மனிதர்களில் நோயைக் குணப்படுத்தக்கூடிய மரபணுக்களை வழங்க மரபணு மாற்றப்பட்ட வைரஸ்களைப் பயன்படுத்துகிறது. மரபணு சிகிச்சை இன்னும் புதியதாக இருந்தாலும், அது சில வெற்றிகளைப் பெற்றுள்ளது. கடுமையான ஒருங்கிணைந்த நோயெதிர்ப்பு குறைபாடு, மற்றும் லெபரின் பிறவி அமுரோசிஸ் போன்ற மரபணு கோளாறுகளுக்கு சிகிச்சையளிக்க இது பயன்படுத்தப்படுகிறது. சிஸ்டிக் ஃபைப்ரோஸிஸ், அரிவாள் செல் அனீமியா, பார்கின்சன் நோய், புற்றுநோய், நீரிழிவு, இதய நோய் மற்றும் தசைநார் சிதைவு. இந்த சிகிச்சைகள் சோமாடிக் செல்களை மட்டுமே பாதிக்கின்றன. அதாவது எந்த மாற்றமும் மரபுரிமையாக இருக்காது. ஜெர்ம்லைன் மரபணு சிகிச்சையானது எந்தவொரு மாற்றத்தையும் மரபுரிமையாக மாற்றுகிறது, இது விஞ்ஞான சமூகத்தில் கவலைகளை எழுப்பியுள்ளது.

2015 இல், CRISPR ஆனது சாத்தியமில்லாத மனித கருக்களின் டிஎன்ஏவைத் திருத்தப் பயன்படுத்தப்பட்டது. நவம்பர் 2018 இல், HIV உயிரணுக்களுக்குள் நுழைய எச்.ஐ.வி பயன்படுத்தும் ஒரு ஏற்பியை குறியீடாக்கும் CCR5 மரபணுவை முடக்கும் முயற்சியில், இரண்டு மனித கருக்களின் மரபணுக்களை திருத்தியதாக He Jiankui அறிவித்தார். லுலு மற்றும் நானா என்ற இரட்டைப் பெண் குழந்தைகள் சில வாரங்களுக்கு முன்பு பிறந்ததாகவும், அவர்கள் ஊனமுற்ற CCR5 (மொசைசிசம்) உடன் CCR5 இன் செயல்பாட்டு நகல்களை எடுத்துச் சென்றதாகவும் இன்னும் எச்ஐவியால் பாதிக்கப் படக்கூடியவர்களாக இருப்பதாகவும் அவர் கூறினார். இந்த வேலை நெறிமுறையற்றது, ஆபத்தானது மற்றும் முன்கூட்டியே கண்டனம் செய்யப்பட்டது.

மீன்

மரபணு மாற்றப்பட்ட மீன்கள் அறிவியல் ஆராய்ச்சிக்காகவும், செல்லப்பிராணிகளாகவும், உணவு ஆதாரமாகவும் பயன்படுத்தப் படுகின்றன. மீன்வளர்ப்பு ஒரு வளர்ந்து வரும் தொழில் ஆகும். தற்போது உலகளவில் நுகரப்படும் மீன்களில் பாதிக்கும் மேல்

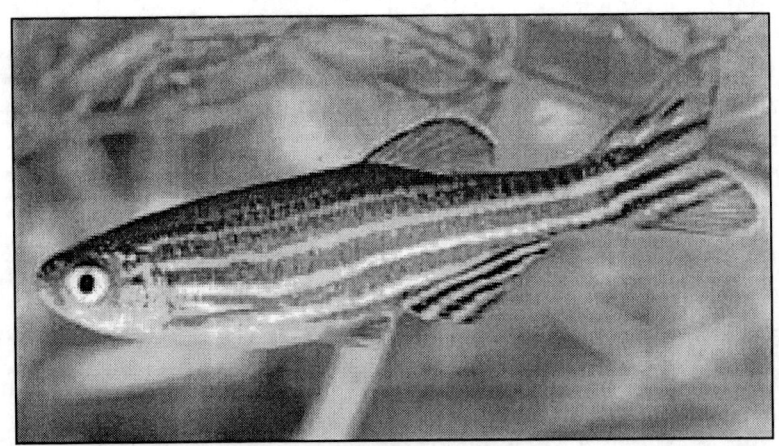

வழங்குகிறது. மரபணு பொறியியல் மூலம் வளர்ச்சி விகிதங்களை அதிகரிக்கவும், உணவு உட்கொள்ளலை குறைக்கவும், ஒவ்வாமை பண்புகளை அகற்றவும், குளிர் சகிப்புத்தன்மையை அதிகரிக்கவும் மற்றும் நோய் எதிர்ப்பை வழங்கவும் முடியும். நீர்வாழ் மாசு பாட்டைக் கண்டறிவதற்கும் அல்லது உயிரி உலைகளாகச் செயல் படுவதற்கும் மீன்களைப் பயன்படுத்தலாம்.

மாசுபடுத்திகள் இருப்பதால் செயல்படுத்தப்படும் மரபணுக் களுடன் ஃப்ளோரசன்ட் புரதங்களை இணைப்பதன் மூலம் மாசுபாட்டைக் கண்டறிய பல குழுக்கள் ஜீப்ராஃபிஷை உருவாக்கி வருகின்றன. மீன் பின்னர் ஒளிரும் மற்றும் சுற்றுச்சூழல் உணரி களாகப் பயன்படுத்தப்படலாம். GloFish என்பது பிரகாசமான சிவப்பு, பச்சை மற்றும் ஆரஞ்சு ஃப்ளோரசன்ட் நிறத்துடன் மரபணு மாற்றப்பட்ட ஒளிரும் ஜீப்ராஃபிஷின் பிராண்ட் ஆகும். இது முதலில் மாசுபாட்டைக் கண்டறிய ஒரு குழுவால் உருவாக்கப் பட்டது, ஆனால் இப்போது அலங்கார மீன் வர்த்தகத்தின் ஒரு பகுதியாக உள்ளது, இது 2003 ஆம் ஆண்டில் அமெரிக்காவில் விற்பனைக்கு அறிமுகப்படுத்தப்பட்டபோது செல்லப்பிராணியாக பொதுவில் கிடைக்கும் முதல் மரபணு மாற்றப்பட்ட விலங்கு ஆகிறது.

GM மீன் மரபியல் மற்றும் வளர்ச்சியில் அடிப்படை ஆராய்ச்சியில் பரவலாகப் பயன்படுத்தப்படுகிறது. இரண்டு வகையான மீன்கள்,

ஜீப்ராஃபிஷ் மற்றும் மேடகா ஆகியவை பொதுவாக மாற்றியமைக்கப்படுகின்றன, ஏனெனில் அவை ஒளியியல் ரீதியாக தெளிவான கோரியான்கள் (முட்டையில் உள்ள சவ்வுகள்), விரைவாக உருவாகின்றன, மேலும் ஒரு செல் கருவை பார்க்க எளிதானது மற்றும் டிரான்ஸ்ஜெனிக் டிஎன்ஏ மூலம் நுண்ணுயிர் செலுத்துகிறது. ஜீப்ராஃபிஷ் வளர்ச்சி செயல்முறைகள், மீளுருவாக்கம், மரபியல், நடத்தை, நோய் வழிமுறைகள் மற்றும் நச்சுத்தன்மை சோதனைக்கான மாதிரி உயிரினங்கள். அவற்றின் வெளிப்படைத்தன்மை, வளர்ச்சி நிலைகள், குடல் செயல்பாடுகள் மற்றும் கட்டி வளர்ச்சி ஆகியவற்றைக் கண்காணிக்க ஆராய்ச்சியாளர்களை அனுமதிக்கிறது.

வளர்ச்சியின் வேகத்தை அதிகரிக்கவும், காட்டுப் பங்குகளில் மீன்பிடி அழுத்தத்தைக் குறைக்கவும் மீன் வளர்ப்புத் தொழிலில் பயன்படுத்த வளர்ச்சி ஹார்மோனின் அதிகப்படியான உற்பத்தியை ஊக்குவிப்பவர்களுடன் GM மீன் உருவாக்கப்பட்டுள்ளது. இது சால்மன் மற்றும் திலபியா உட்பட பல இனங்களில் வியத்தகு வளர்ச்சியை மேம்படுத்தியுள்ளது. AquaBounty Technologies, ஒரு உயிரி தொழில்நுட்ப நிறுவனம், ஒரு சால்மன் (AquAdvantage சால்மன் என்று அழைக்கப்படுகிறது) தயாரித்துள்ளது, இது காட்டு சால்மன் போல பாதி நேரத்தில் முதிர்ச்சியடையும். இது 2015 இல் ஒழுங்குமுறை ஒப்புதலைப் பெற்றது, வணிக மயமாக்கப்பட்ட முதல் தாவரமற்ற GMO உணவு. ஆகஸ்ட் 2017 வரை, கனடாவில் றூனிநு சால்மன் விற்கப்படுகிறது. அமெரிக்காவில் விற்பனை மே 2021 இல் தொடங்கியது.

பூச்சிகள்

உயிரியல் ஆராய்ச்சியில், டிரான்ஸ்ஜெனிக் பழ ஈக்கள் (டிரோசோபிலா மெலனோகாஸ்டர்) வளர்ச்சியில் மரபணு மாற்றங்களின் விளைவுகளை ஆய்வு செய்ய பயன்படுத்தப்படும் மாதிரி உயிரினங்கள். குறுகிய வாழ்க்கை சுழற்சி மற்றும் குறைந்த பராமரிப்பு தேவைகள் காரணமாக பழ ஈக்கள் மற்ற விலங்குகளை விட பெரும்பாலும் விரும்பப்படுகின்றன. பல முதுகெலும்புகளுடன் ஒப்பிடும்போது அவை ஒப்பீட்டளவில் எளிமையான மரபணுவைக் கொண்டுள்ளன.

பொதுவாக ஒவ்வொரு மரபணுவின் ஒரே ஒரு நகல் மட்டுமே, பினோடைபிக் பகுப்பாய்வை எளிதாக்குகிறது. டிரோசோபிலா மரபியல் மற்றும் பரம்பரை, கரு வளர்ச்சி, கற்றல், நடத்தை மற்றும் முதுமை ஆகியவற்றை ஆய்வு செய்ய பயன்படுத்தப்படுகிறது. டிரோசோபிலாவில் டிரான்ஸ்போசன்களின் கண்டுபிடிப்பு, குறிப்பாக p-உறுப்பு, அவற்றின் மரபணுவில் டிரான்ஸ்ஜீன்களை சேர்க்க ஒரு ஆரம்ப முறையை வழங்கியது, இருப்பினும் இது மிகவும் நவீன மரபணு-எடிட்டிங் நுட்பங்களால் எடுக்கப்பட்டது.

மனித ஆரோக்கியத்திற்கு அவற்றின் முக்கியத்துவம் காரண மாக, விஞ்ஞானிகள் மரபணு பொறியியல் மூலம் கொசுக்களைக் கட்டுப்படுத்த வழிகளைப் பார்க்கிறார்கள். மலேரியா ஒட்டுண்ணி யின் வளர்ச்சியைக் குறைக்கும் ஒரு மரபணுவைச் செருகுவதன் மூலம் ஆய்வகத்தில் மலேரியா-எதிர்ப்பு கொசுக்கள் உருவாக்கப் பட்டுள்ளன. பின்னர் அந்த மரபணுவை ஆண் மக்கள் தொகை முழுவதும் (ஜீன் டிரைவ் என அறியப்படுகிறது) விரைவாகப் பரப்பு வதற்கு ஹோமிங் எண்டோநியூக்லீஸ்களைப் பயன்படுத்துகிறது. இந்த அணுகுமுறை ஒரு ஆபத்தான மரபணுவைப் பரப்புவதற்கு மரபணு இயக்கத்தைப் பயன்படுத்தி மேலும் எடுக்கப்பட்டது. சோதனைகளில் டெங்கு காய்ச்சல் மற்றும் ஜிகா வைரஸின் மிக முக்கியமான கேரியரான ஏடிஸ் எஜிப்டி கொசுக்களின் எண்ணிக்கை 80% மற்றும் 90% வரை குறைக்கப்பட்டது. மற்றொரு அணுகுமுறை மலட்டு பூச்சி நுட்பத்தைப் பயன்படுத்துவதாகும். இதன் மூலம் மலட்டுத்தன்மையற்றதாக இருக்க மரபணு ரீதியாக வடிவமைக்கப் பட்ட ஆண்கள், மக்கள்தொகை எண்ணிக்கையைக் குறைக்க, சாத்தியமான ஆண்களுடன் போட்டியிடுகின்றனர்.

கவர்ச்சிகரமான இலக்குகளை உருவாக்கும் மற்ற பூச்சிகள் அந்துப் பூச்சிகளாகும். டயமண்ட்பேக் அந்துப்பூச்சிகள் உலகளவில் ஒவ்வொரு ஆண்டும் US$4 முதல் $5 பில்லியன் வரை சேதத்தை ஏற்படுத்துகின்றன. இந்த அணுகுமுறை கொசுக்களில் பரிசோதிக்கப் பட்ட மலட்டுத் தொழில்நுட்பத்தைப் போன்றது, அங்கு பிறந்த எந்தப் பெண்ணும் முதிர்ச்சி அடைவதைத் தடுக்கும் மரபணு மூலம் ஆண்களுக்கு மாற்றப்படுகிறது.

அவர்கள் 2017 இல் கள சோதனைக்கு உட்படுத்தப்பட்டனர். மரபணு மாற்றப்பட்ட அந்துப்பூச்சிகள் முன்பு கள சோதனைகளில் வெளியிடப்பட்டன. இந்த வழக்கில், கதிரியக்கத்துடன் கருத்தடை செய்யப்பட்ட இளஞ்சிவப்பு காய்ப்புழுவின் திரிபு , சிவப்பு ஒளிரும் புரதத்தை வெளிப்படுத்த மரபணு ரீதியாக வடிவமைக்கப்பட்டது, ஆராய்ச்சியாளர்கள் அவற்றைக் கண்காணிப்பதை எளிதாக்குகிறது.

பட்டுப்புழு, பாம்பிக்ஸ் மோரியின் லார்வா நிலை, பட்டுப்புழு வளர்ப்பில் பொருளாதார ரீதியாக முக்கியமான பூச்சியாகும். பட்டுத் தரம் மற்றும் அளவை மேம்படுத்த விஞ்ஞானிகள் உத்திகளை உருவாக்கி வருகின்றனர். மற்ற மதிப்புமிக்க புரதங்களை உருவாக்க பட்டு உற்பத்தி இயந்திரங்களைப் பயன்படுத்துவதற்கான சாத்தியமும் உள்ளது. பட்டுப்புழுக்களால் வெளிப்படுத்தப்படும் புரதங்கள் தற்போது உருவாக்கப்பட்டுள்ளன. மனித சீரம் அல்புமின், மனித கொலாஜன் α- சங்கிலி, மவுஸ் மோனோக்ளோனல் ஆன்டிபாடி மற்றும் என்-கிளைகேனேஸ் பட்டுப்புழுக்கள் உருவாக்கப் பட்டுள்ளன. அவை சிலந்தி பட்டு, வலிமையான ஆனால் மிகவும் கடினமான பட்டு, மற்றும் நாவல் பட்டுகளை கூட உற்பத்தி செய்கின்றன.

மற்றவை

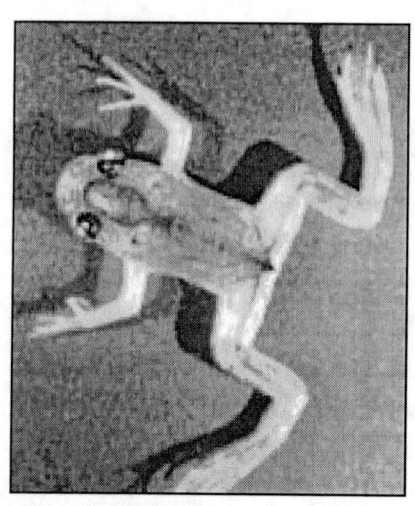

பல்வேறு வகையான பிற விலங்குகளில் மரபணு மாற்ற உயிரினங்களை உருவாக்க அமைப்புகள் உருவாக்கப்பட் டுள்ளன. கோழிகள் பல்வேறு நோக்கங்களுக்காக மரபணு மாற்றம் செய்யப்பட்டுள்ளன. கரு வளர்ச்சியைப் படிப்பது, பறவைக் காய்ச்சல் பரவுவதைத் தடுப்பது மற்றும் டைனோசர் போன்ற பினோடைப்களை மீண்டும் உருவாக்க தலைகீழ்

பொறியியலைப் பயன்படுத்தி பரிணாம நுண்ணறிவுகளை வழங்குவது ஆகியவை இதில் அடங்கும். ஒரு அரிய நிலைக்கு சிகிச்சையளிக்கும் ஒரு நொதியான கனுமா என்ற மருந்தை உற்பத்தி செய்யும் ஒரு GM கோழி, அதன் முட்டையில் 2015 இல் அமெரிக்க ஒழுங்குமுறை அங்கீகாரத்தைப் பெற்றது. மரபணு மாற்றப்பட்ட தவளைகள், குறிப்பாக Xenopus laevis மற்றும் Xenopus tropicalis ஆகியவை வளர்ச்சி உயிரியலில் பயன்படுத்தப்படுகின்றன. ஆராய்ச்சி GM தவளைகள் மாசு உணரிகளாகவும் பயன்படுத்தப்படலாம். குறிப்பாக நாளமில்லா சுரப்பிகளை சீர்குலைக்கும் இரசாயனங்களுக்கு ஆஸ்திரேலியாவில் கரும்பு தேரைகளை கட்டுப்படுத்த மரபணு பொறியியலைப் பயன்படுத்து வதற்கான முன்மொழிவுகள் உள்ளன.

நூற்புழு கெய்னோராப்டிடிஸ் எலிகன்ஸ் என்பது மூலக்கூறு உயிரியலை ஆராய்வதற்கான முக்கிய மாதிரி உயிரினங்களில் ஒன்றாகும். RNA குறுக்கீடு (RNAi) C.elegans-இல் கண்டுபிடிக்கப் பட்டது மற்றும் இரட்டை இழையான RNA ஐ வெளிப்படுத்த மாற்றியமைக்கப்பட்ட பாக்டீரியாக்களுக்கு உணவளிப்பதன் மூலம் தூண்டப்படலாம். நிலையான டிரான்ஸ்ஜெனிக் நூற்புழுக் களை உருவாக்குவது ஒப்பீட்டளவில் எளிதானது மற்றும் இது RNAi உடன் இணைந்து அவற்றின் மரபணுக்களை ஆய்வு செய்வதில் பயன்படுத்தப்படும் முக்கிய கருவியாகும். மரபணு மாற்று நூற்புழுக் களின் மிகவும் பொதுவான பயன்பாடானது, நிருபர் மரபணுக்களை இணைப்பதன் மூலம் மரபணு வெளிப்பாடு மற்றும் உள்ளூர்மய மாக்கலைப் படிப்பதாகும். பினோடைப்களை மீட்பதற்கும், மரபணு செயல்பாடுகளை ஆய்வு செய்வதற்கும், நிகழ்நேரத்தில் பட செல் வளர்ச்சி அல்லது வெவ்வேறு திசுக்கள் அல்லது வளர்ச்சி நிலை களுக்கான வெளிப்பாட்டைக் கட்டுப்படுத்துவதற்கும் RNAi நுட்பங் களுடன் டிரான்ஸ்ஜீன்களை இணைக்கலாம். டிரான்ஸ்ஜெனிக் நூற்புழுக்கள் வைரஸ்கள், நச்சுயியல், நோய்கள் மற்றும் சுற்றுச்சூழல் மாசுபாடுகளைக் கண்டறிவதற்குப் பயன்படுத்தப்படுகின்றன.

கடல் வெள்ளரிகளில் அல்பினிசத்திற்கு காரணமான மரபணு கண்டு பிடிக்கப்பட்டு, வெள்ளை கடல் வெள்ளரிகளை பொறிக்கப்

பயன்படுத்தப்படுகிறது. இது ஒரு அரிய சுவையானது. கோடையில் உறக்க நிலையில் இருப்பது, குடல்களை வெளியேற்றுவது மற்றும் இறந்தவுடன் உடலைக் கரைப்பது உள்ளிட்ட சில அசாதாரண குணாதிசயங்களுக்கு காரணமான மரபணுக்களை ஆராயவும் தொழில்நுட்பம் வழி திறக்கிறது.

தட்டைப் புழுக்கள் ஒரு காலத்திலிருந்து தங்களைத் தாங்களே மீண்டும் உருவாக்கிக் கொள்ளும் திறனைக் கொண்டுள்ளன. 2017 வரை அவற்றை மாற்றுவதற்கு பயனுள்ள வழி எதுவும் இல்லை, இது ஆராய்ச்சிக்கு இடையூறாக இருந்தது. நுண்ணுயிர் ஊசி மற்றும் கதிர்வீச்சு மூலம் விஞ்ஞானிகள் இப்போது முதல் மரபணு மாற்றப் பட்ட தட்டையான புழுக்களை உருவாக்கியுள்ளனர். முட்புழு, ஒரு கடல் அனெலிட் மாற்றியமைக்கப்பட்டுள்ளது. அதன் இனப் பெருக்க சுழற்சி சந்திர கட்டங்கள், மீளுருவாக்கம் திறன் மற்றும் மெதுவான பரிணாம விகிதத்துடன் ஒத்திசைக்கப்படுவதால் இது ஆர்வமாக உள்ளது.

ஹைட்ரா மற்றும் கடல் அனிமோன் நெமடோஸ்டெல்லா வெக்டென்சிஸ் போன்ற சினிடாரியா ஆகியவை நோய் எதிர்ப்பு சக்தியின் பரிணாம வளர்ச்சி மற்றும் சில வளர்ச்சி செயல்முறை களை ஆய்வு செய்ய கவர்ச்சிகரமான மாதிரி உயிரினங்களாகும். நத்தைகள், கெக்கோக்கள், ஆமைகள், நண்டு, சிப்பிகள், இறால், கிளாம்கள், அபலோன் மற்றும் கடற்பாசிகள் ஆகியவை மரபணு மாற்றப்பட்ட பிற விலங்குகளாகும்.

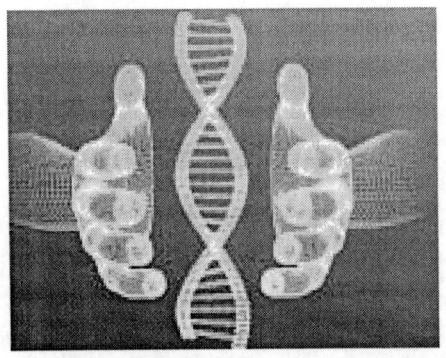

20. மரபணு பொறியியலின் ஒழுங்குமுறைகள்

மரபணு மாற்றப்பட்ட உயிரினங்கள் அரசு நிறுவனங்களால் கட்டுப்படுத்தப்படுகின்றன. இது ஆராய்ச்சி மற்றும் பயிர்கள் மற்றும் உணவு உள்ளிட்ட மரபணு மாற்றப்பட்ட உயிரினங்களின் வெளி யீட்டிற்கும் பொருந்தும். மரபியல் பொறியியலைப் பற்றிய ஒழுங்கு முறை கட்டமைப்பின் வளர்ச்சி 1975 இல் கலிபோர்னியாவின் அசிலோமரில் தொடங்கியது. அசிலோமர் கூட்டம், மறுசீரமைப்பு தொழில்நுட்பம் மற்றும் அந்தத் தொழில்நுட்பத்தின் விளைவான தயாரிப்புகளை எச்சரிக்கையுடன் பயன்படுத்துவது தொடர்பான வழிகாட்டுதல்களின் தொகுப்பைப் பரிந்துரைத்தது.

உயிரியல் பாதுகாப்பிற்கான கார்டஜீனா நெறிமுறை 29 ஜனவரி 2000 இல் ஏற்றுக்கொள்ளப்பட்டது மற்றும் 11 செப்டம்பர் 2003 இல் நடைமுறைக்கு வந்தது. இது மரபணு மாற்றப்பட்ட உயிரினங்களின் பரிமாற்றம், கையாளுதல் மற்றும் பயன்பாடு ஆகியவற்றை நிர்வகிக்கும் ஒரு சர்வதேச ஒப்பந்தமாகும். நூற்று ஐம்பத்தேழு நாடுகள் நெறிமுறையில் உறுப்பினர்களாக உள்ளன, மேலும் பலர் அதை தங்கள் சொந்த ஒழுங்குமுறைகளுக்கான குறிப்புப் புள்ளி யாகப் பயன்படுத்துகின்றனர்.

பல்கலைக்கழகங்கள் மற்றும் ஆராய்ச்சி நிறுவனங்கள் பொது வாக ஒரு சிறப்புக் குழுவைக் கொண்டிருக்கின்றன, அவை மரபணு பொறியியலை உள்ளடக்கிய எந்தவொரு பரிசோதனையையும் அங்கீகரிக்கும். பல சோதனைகளுக்கு தேசிய ஒழுங்குமுறை குழு அல்லது சட்டத்தின் அனுமதியும் தேவை. அனைத்து ஊழியர்களும் GMOகளைப் பயன்படுத்துவதில் பயிற்சி பெற்றிருக்க வேண்டும் மற்றும் அனைத்து ஆய்வகங்களும் GMOகளுடன் பணிபுரிய அவர்களின் ஒழுங்குமுறை நிறுவனத்திடம் இருந்து அனுமதி பெற வேண்டும். GMOகளை உள்ளடக்கிய சட்டங்கள், உயிரினத்தின் GMO அல்லாத பதிப்பிற்கான விதிமுறைகள் மற்றும் வழிகாட்டுதல்களில் இருந்து பெறப்படுகின்றன, இருப்பினும் அவை மிகவும் கடுமை யானவை.

ஆய்வக ஊழியர்கள் மற்றும் சமூகத்திற்கு GMOகள் மற்றும் பிற முகவர்களுடன் தொடர்புடைய அபாயங்களை மதிப்பிடுவதற்கு ஒரு உலகளாவிய அமைப்பு உள்ளது. அவற்றின் வீரியம், நோயின் தீவிரம், பரவும் முறை மற்றும் தடுப்பு நடவடிக்கைகள் அல்லது சிகிச்சைகள் கிடைக்கும் தன்மை ஆகியவற்றின் அடிப்படையில் நான்கு ஆபத்து வகைகளில் ஒன்றுக்கு அவை ஒதுக்கப்படுகின்றன. நிலை 1 (நோயுடன் தொடர்பு இல்லாத முகவர்களுடன் பணிபுரிய ஏற்றது) முதல் நிலை 4 (உயிர்-அச்சுறுத்தும் முகவர்களுடன் பணி புரிதல்) வரை ஒரு ஆய்வகம் விழக்கூடிய நான்கு உயிர் பாதுகாப்பு நிலைகள் உள்ளன. வெவ்வேறு நாடுகள் நிலைகளை விவரிக்க வெவ்வேறு பெயரிடலைப் பயன்படுத்துகின்றன. மேலும் ஒவ்வொரு மட்டத்திலும் என்ன செய்ய முடியும் என்பதற்கு வெவ்வேறு தேவைகளைக் கொண்டிருக்கலாம்.

நாடுகளுக்கிடையே GMOகளை வெளியிடுவதற்கான ஒழுங்கு முறை களில் வேறுபாடுகள் உள்ளன. அமெரிக்காவிற்கும், ஐரோப்பா விற்கும் இடையே மிகவும் குறிப்பிடத்தக்க வேறுபாடுகள் உள்ளன. மரபணு பொறியியலின் தயாரிப்புகளின் நோக்கத்தைப் பொறுத்து கொடுக்கப்பட்ட நாட்டில் ஒழுங்குமுறை மாறுபடும். எடுத்துக் காட்டாக, உணவுப் பயன்பாட்டிற்காக இல்லாத பயிர் பொதுவாக உணவுப் பாதுகாப்பிற்குப் பொறுப்பான அதிகாரிகளால் மதிப்

பாய்வு செய்யப்படுவதில்லை. சில நாடுகள் GMOகளை வெளி யிடுவதைத் தடை செய்துள்ளன அல்லது அவற்றின் பயன்பாட்டைக் கட்டுப்படுத்தியுள்ளன. மற்றவை பரவலாக வேறுபட்ட அளவிலான ஒழுங்குமுறைகளுடன் அவற்றை அனுமதிக்கின்றன. 2016 ஆம் ஆண்டில், முப்பத்தெட்டு நாடுகள் GMOகள் மற்றும் ஒன்பது (அல்ஜீரியா, பூட்டான், கென்யா, கிர்கிஸ்தான், மடகாஸ்கர், பெரு, ரஷ்யா, வெனிசுலா மற்றும் ஜிம்பாப்வே இறக்குமதி) பயிரிடுவதை அதிகாரப்பூர்வமாக தடை செய்தன. GMO சாகுபடியை அனுமதிக் காத பெரும்பாலான நாடுகள் GMOகளைப் பயன்படுத்தி ஆராய்ச்சியை அனுமதிக்கின்றன. கட்டுப்பாடுகள் இருந்தபோதிலும், அமலாக்கத்தின் பலவீனம் காரணமாக சில நேரங்களில் சட்டவிரோத வெளியீடுகள் நிகழ்ந்தன.

ஐரோப்பிய ஒன்றியம் (EU) ஐரோப்பிய ஒன்றியத்திற்குள் சாகுபடிக்கான ஒப்புதல் மற்றும் இறக்குமதி மற்றும் செயலாக்கத் திற்கான ஒப்புதலை வேறுபடுத்துகிறது. ஒரு சில GMOகள் மட்டுமே ஐரோப்பிய ஒன்றியத்தில் சாகுபடிக்கு அனுமதிக்கப்பட்டுள்ள நிலையில், இறக்குமதி மற்றும் செயலாக்கத்திற்காக பல GMOகள் அங்கீகரிக்கப்பட்டுள்ளன. GMOகளின் வளர்ப்பு ஐரோப்பாவில் GMOகளுக்கான சந்தை பற்றிய விவாதத்தைத் தூண்டியுள்ளது. சக

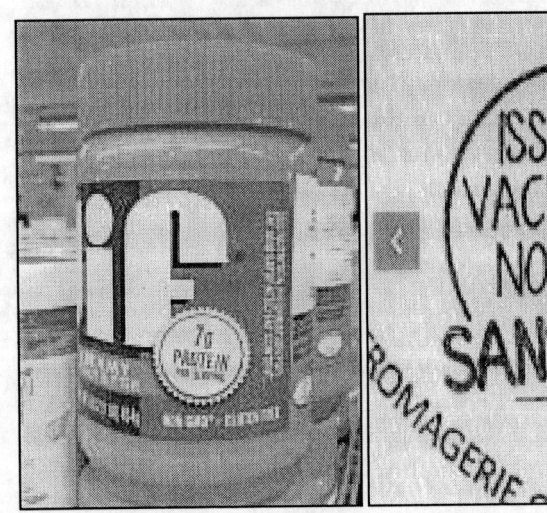

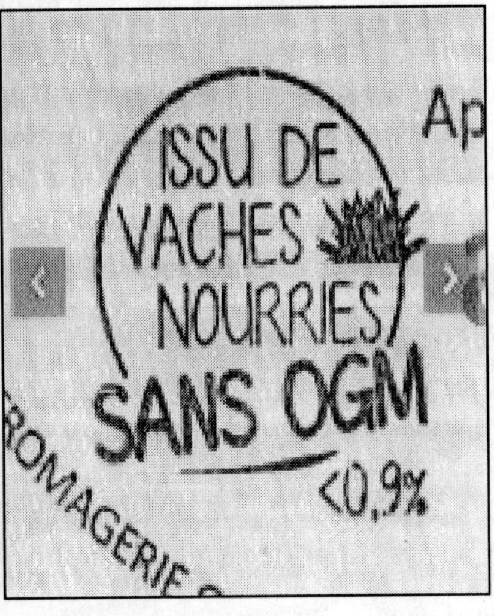

வாழ்வு விதிமுறைகளைப் பொறுத்து, GM பயிர்களை வளர்ப்பதற்கான ஊக்கத்தொகை வேறுபடுகிறது. அமெரிக்கக் கொள்கையானது மற்ற நாடுகளைப் போல செயல்முறையில் கவனம் செலுத்தவில்லை, சரிபார்க்கக்கூடிய அறிவியல் அபாயங்களைப் பார்க்கிறது மற்றும் கணிசமான சமத்துவம் என்ற கருத்தைப் பயன்படுத்துகிறது. மரபணு மாற்றப்பட்ட உயிரினங்களைப் போலவே மரபணு திருத்தப்பட்ட உயிரினங்களும் கட்டுப்படுத்தப்பட வேண்டுமா என்பது விவாதத்திற்குரியது. USA விதிமுறைகள் அவற்றைத் தனித்தனியாகப் பார்க்கின்றன மற்றும் அதே நிலைமைகளின் கீழ் அவற்றைக் கட்டுப்படுத்தாது, ஐரோப்பாவில் GMO என்பது மரபணு பொறியியல் நுட்பங்களைப் பயன்படுத்தி உருவாக்கப்பட்ட எந்த உயிரினமும் ஆகும்.

GM தயாரிப்புகள் லேபிளிடப்பட வேண்டுமா என்பது கட்டுப்பாட்டாளர்களைப் பற்றிய முக்கிய சிக்கல்களில் ஒன்றாகும். தகவலறிந்த தேர்வை அனுமதிக்கவும், தவறான விளம்பரங்களைத் தவிர்க்கவும் மற்றும் உடல்நலம் அல்லது சுற்றுச்சூழலில் பாதகமான விளைவுகள் கண்டறியப்பட்டால் தயாரிப்புகளைத் திரும்பப் பெறுவதை எளிதாக்குவதற்கு கட்டாய லேபிளிங் மற்றும் டிரேசபிலிட்டி தேவை என்று ஐரோப்பிய ஆணையம் கூறுகிறது. அமெரிக்கன் மெடிக்கல் அசோசியேஷன் மற்றும் அமெரிக்கன் அசோசியேஷன் ஃபார் தி அட்வான்ஸ்மென்ட் ஆஃப் சயின்ஸ் ஆகியவை தீங்கு விளைவிப்பதற்கான அறிவியல் சான்றுகள் இல்லாமல், தன்னார்வ லேபிளிங் கூட தவறாக வழிநடத்துவதாகவும், நுகர்வோரை தவறாக அச்சுறுத்துவதாகவும் கூறுகின்றன.

சந்தையில் GMO தயாரிப்புகளின் லேபிளிங் 64 நாடுகளில் தேவைப்படுகிறது. லேபிளிங் என்பது ஒரு வரம்பு GM உள்ளடக்க நிலை வரை (நாடுகளுக்கு இடையே மாறுபடும்) அல்லது தன்னார்வமாக இருக்க வேண்டும். அமெரிக்காவில், தேசிய பயோ இன்ஜினியரிங் உணவு வெளிப்படுத்தல் தரநிலை (கட்டாய இணக்க தேதி: ஜனவரி 1, 2022) GM உணவுகளை லேபிளிட வேண்டும். கனடாவில், GM உணவை லேபிளிடுவது தன்னார்வமானது, ஐரோப்பாவில் அனைத்து உணவுகளும் (பதப்படுத்தப்பட்ட உணவு உட்பட)

அல்லது அங்கீகரிக்கப்பட்ட GMOகளில் 0.9%க்கும் அதிகமான உணவுகள் லேபிளிடப்பட வேண்டும். 2014 இல், GMO அல்லாதவை என்று பெயரிடப்பட்ட பொருட்களின் விற்பனை 30 சதவீதம் அதிகரித்து $1.1 பில்லியனாக இருந்தது.

சர்ச்சை

GMOகள் மீது சர்ச்சை உள்ளது. குறிப்பாக ஆய்வக சூழலுக்கு வெளியே அவற்றின் வெளியீடு குறித்து தகராறில் நுகர்வோர், உற்பத்தியாளர்கள், உயிரித் தொழில்நுட்ப நிறுவனங்கள், அரசு கட்டுப்பாட்டாளர்கள், அரசு சாரா நிறுவனங்கள் மற்றும் விஞ்ஞானிகள் உள்ளனர். இந்த கவலைகளில் பல மரபணு மாற்றப் பட்ட பயிர்கள் மற்றும் அவற்றிலிருந்து உற்பத்தி செய்யப்படும் உணவு பாதுகாப்பானதா மற்றும் அவற்றை வளர்ப்பது சுற்றுச் சூழலில் என்ன தாக்கத்தை ஏற்படுத்தும். இந்த சர்ச்சைகள் வழக்குகள், சர்வதேச வர்த்தக தகராறுகள் மற்றும் எதிர்ப்புகளுக்கு வழிவகுத்தன. மேலும் சில நாடுகளில் வணிக தயாரிப்புகளின் கட்டுப்பாடுகளை கட்டுப்படுத்துகின்றன. பெரும்பாலான கவலைகள் GMOகளின் ஆரோக்கியம் மற்றும் சுற்றுச்சூழல் விளைவு களைச் சுற்றியே உள்ளன. அவை ஒவ்வாமை எதிர்வினையைத் தூண்டுமா? டிரான்ஸ்ஜீன்கள் மனித உயிரணுக்களுக்கு மாற்ற முடியுமா மற்றும் மனித நுகர்வுக்கு அனுமதிக்கப்படாத மரபணுக்கள் உணவு விநியோகத்தில் ஊடுருவ முடியுமா என்பது இதில் அடங்கும்.

GM பயிர்களில் இருந்து பெறப்படும் உணவுகள் தற்போது மனித ஆரோக்கியத்திற்கு வழக்கமான உணவை விட பெரிய ஆபத்தை ஏற்படுத்தாது. ஆனால் ஒவ்வொரு GM உணவும் பரிசோதிக்கப்பட வேண்டும் அறிமுகத்திற்கு முன் ஒவ்வொரு வழக்கு அடிப்படையில். இருந்தபோதிலும், GM உணவுகளை பாதுகாப்பானதாகக் கருதும் விஞ்ஞானிகளைக் காட்டிலும் பொது உறுப்பினர்கள் மிகவும் குறை வாகவே உள்ளனர். GM உணவுகளின் சட்ட மற்றும் ஒழுங்குமுறை நிலை நாடு வாரியாக மாறுபடுகிறது, சில நாடுகள் அவற்றைத் தடை செய்கின்றன அல்லது கட்டுப்படுத்துகின்றன, மற்றவை பரவலாக வேறுபட்ட அளவு கட்டுப்பாடுகளுடன் அனுமதிக்கின்றன.

1990 களின் பிற்பகுதியில், காட்டு மக்கள்தொகைக்குள் மரபணு ஓட்டம் சாத்தியமற்றது மற்றும் அரிதானது என்று கருதப்பட்டது, மேலும் அது ஏற்பட்டால், எளிதில் அழிக்கப்படும். இது கூடுதல் சுற்றுச்சூழல் செலவுகள் அல்லது அபாயங்களைச் சேர்க்காது என்று கருதப்பட்டது. ஏற்கனவே பூச்சிக்கொல்லி பயன்பாடுகளால் ஏற்பட்ட பாதிப்புகளைத் தவிர வேறு எந்த விளைவுகளும் எதிர் பார்க்கப்படவில்லை. இருப்பினும், பல தசாப்தங்களில், இது போன்ற பல எடுத்துக்காட்டுகள் காணப்படுகின்றன. GM பயிர்கள் மற்றும் இணக்கமான தாவரங்களுக்கு இடையேயான மரபணு ஓட்டம், பரந்த- ஸ்பெக்ட்ரம் களைக்கொல்லிகளின் அதிகரித்த பயன்பாட்டுடன் களைக்கொல்லி எதிர்ப்பு களைகளின் ஆபத்தை அதிகரிக்கலாம். 2001 ஆம் ஆண்டில் மரபணு ஓட்டத்தின் அளவு மற்றும் விளைவுகள் பற்றிய விவாதம் தீவிரமடைந்தது. இது பயிர்களின் பன்முகத்தன்மையின் மையமான மெக்ஸிகோவில் நிலப்பரப்பு மக்காச்சோளத்தில் டிரான்ஸ்ஜீன்கள் கண்டறியப் பட்டதைக் காட்டும் ஒரு கட்டுரை வெளியிடப்பட்டது.

GM பயிர்களில் இருந்து மற்ற உயிரினங்களுக்கு மரபணு ஓட்டம் பொதுவாக இயற்கையாக நிகழக்கூடியதை விட குறைவாக இருப்பது கண்டறியப்பட்டுள்ளது. இந்தக் கவலைகளில் சிலவற்றை நிவர்த்தி செய்வதற்காக சில GMOகள் அவற்றின் பரவலைக் கட்டுப்படுத்த உதவும் பண்புகளுடன் உருவாக்கப்பட்டுள்ளன. மரபணு மாற்றப்பட்ட சால்மன் காட்டு சால்மன் மூலம் கவனக் குறைவாக இனப்பெருக்கம் செய்வதைத் தடுக்க, உணவுக்காக வளர்க்கப்படும் அனைத்து மீன்களும் பெண், டிரிப்ளோயிட், 99% இனப்பெருக்க மலட்டுத்தன்மை கொண்டவை மற்றும் தப்பித்த சால்மன் வாழ முடியாத பகுதிகளில் வளர்க்கப்படுகின்றன.

மற்ற சுற்றுச்சூழல் மற்றும் வேளாண் கவலைகளில் பல்லுயிர் குறைவு, இரண்டாம் நிலை பூச்சிகளின் அதிகரிப்பு (இலக்கு அல்லாத பூச்சிகள்) மற்றும் எதிர்ப்பு பூச்சிகளின் பரிணாமம் ஆகியவை அடங்கும். பிடி பயிர்களைக் கொண்ட சீனா மற்றும் அமெரிக்கப் பகுதிகளில் பூச்சிகளின் ஒட்டுமொத்த பல்லுயிர் பெருக்கம் அதிகரித்துள்ளது மற்றும் இரண்டாம் நிலை பூச்சிகளின் தாக்கம்

குறைவாகவே உள்ளது. சிறந்த நடைமுறை உத்திகள் பின்பற்றப் படும் போது எதிர்ப்பு மெதுவாக உருவாகி இருப்பது கண்டறியப் பட்டது. *1999* ஆம் ஆண்டு ஆய்வறிக்கை ஒன்று மோனார்க் பட்டாம்பூச்சிகளுக்கு நச்சுத்தன்மையுடையதாக இருக்கலாம் என்று பரிந்துரைத்த பிறகு, நன்மை பயக்கும் இலக்கு அல்லாத உயிரினங் களில் பிடி பயிர்களின் தாக்கம் ஒரு பொதுப் பிரச்சனையாக மாறியது. வயலில் காணப்படும் நச்சுத்தன்மையின் அளவுகள் லார்வாக்களுக்கு தீங்கு விளைவிக்கும் அளவுக்கு அதிகமாக இல்லை என்று பின்தொடர்தல் ஆய்வுகள் காட்டுகின்றன.

விஞ்ஞானிகள் 'கடவுளாக விளையாடுகிறார்கள்' என்ற குற்றச் சாட்டுகள் மற்றும் பிற மதப் பிரச்சனைகள் ஆரம்பத்தில் இருந்தே தொழில்நுட்பத்திற்குக் காரணம். மனிதர்களை மரபணு ரீதியாகப் பொறியியலாக்கும் திறனுடன், இந்தத் தொழில்நுட்பம் எவ்வளவு தூரம் செல்ல வேண்டும் அல்லது அதைப் பயன்படுத்த வேண்டுமா என்பதில் நெறிமுறைக் கவலைகள் உள்ளன. சிகிச்சை மற்றும் மேம்பாடு ஆகியவற்றுக்கு இடையேயான கோடு எங்குள்ளது மற்றும் மாற்றங்கள் மரபுரிமையாக இருக்க வேண்டுமா என்பது பற்றி பல விவாதங்கள் சுழல்கின்றன. பிற கவலைகளில் மரபணு மாற்றப்படாத உணவு விநியோகம் மாசுபடுதல், ஒழுங்குமுறை செயல்முறையின் கடுமை, GMOகளை உருவாக்கி விற்கும் நிறுவனங் களில் உணவு விநியோகத்தின் கட்டுப்பாட்டை ஒருங்கிணைத்தல், மரபணு மாற்றத்தின் நன்மைகளை மிகைப்படுத்துதல், அல்லது கிளைபோசேட் உடன் களைக்கொல்லிகளின் பயன்பாடு பற்றிய கவலைகள். எழுப்பப்பட்ட பிற பிரச்சனைகள் வாழ்க்கையின் காப்புரிமை மற்றும் அறிவுசார் சொத்துரிமைகளைப் பயன்படுத்துதல் ஆகியவை அடங்கும்.

GMOகளை நுகர்வோர் ஏற்றுக்கொள்வதில் பெரிய வேறுபாடுகள் உள்ளன, ஐரோப்பியர்கள் GM உணவை வட அமெரிக்கர்களைக் காட்டிலும் எதிர்மறையாகப் பார்க்கிறார்கள். உணவுப் பாது காப்பில் பொதுமக்களின் நம்பிக்கை குறைவாக இருந்ததால் GMOக்கள் காட்சிக்கு வந்தன. போவின் ஸ்பாங்கிஃபார்ம் என்செபலோபதி போன்ற சமீபத்திய உணவுப் பயமுறுத்தல்கள்

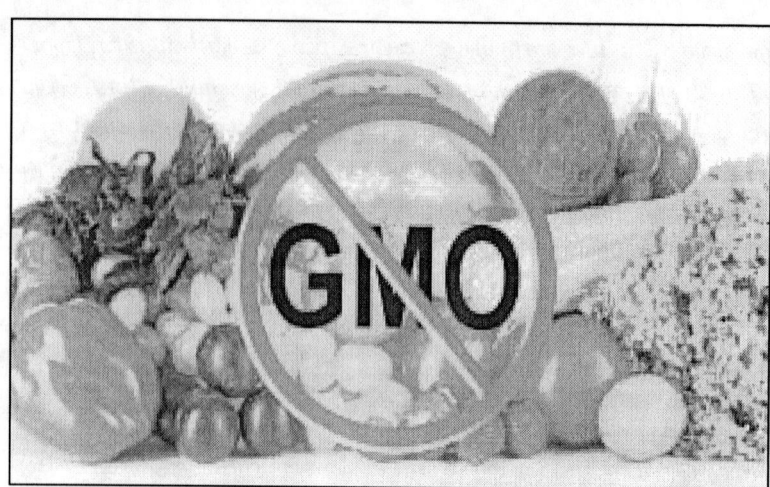

மற்றும் ஐரோப்பாவில் அரசாங்கத்தின் தயாரிப்புகளை ஒழுங்கு படுத்தும் ஊழல்கள் போன்றவை காரணமாகக் கூறப்பட்டது. இது பல்வேறு அரசு சாரா நிறுவனங்களால் (NGO) நடத்தப்படும் பிரச்சாரங்களுடன் GM பயிர்களின் பயன்பாட்டைத் தடுப்பதில் அல்லது கட்டுப்படுத்துவதில் மிகவும் வெற்றிகரமாக உள்ளது.

ஆர்கானிக் நுகர்வோர் சங்கம், அக்கறையுள்ள விஞ்ஞானிகளின் ஒன்றியம், கிரீன்பீஸ் மற்றும் பிற குழுக்கள் போன்ற தன்னார்வ தொண்டு நிறுவனங்கள், அபாயங்கள் போதுமான அளவு அடையாளம் காணப்படவில்லை மற்றும் நிர்வகிக்கப்படவில்லை மற்றும் இது தொடர்பாக பதிலளிக்கப்படாத கேள்விகள் உள்ளன என்று கூறியுள்ளன. GMOகளில் இருந்து பெறப்பட்ட உணவில் இருந்து மனித ஆரோக்கியத்தில் நீண்ட கால தாக்கம். அவர்கள் கட்டாய லேபிளிங் அல்லது அத்தகைய தயாரிப்புகளுக்கு தடை விதிக்க வேண்டும்.

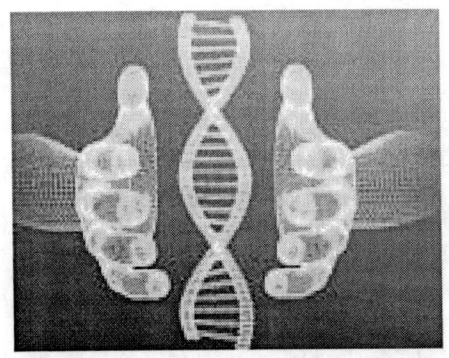

21. மரபணு பொறியியல் விஞ்ஞானியின் கேள்விகள்

மரபணு மாற்றப் பயிர்களுக்கு எதிராகப் பல விதமான போராட்டங்கள் நடைபெற்றுக் கொண்டிருந்த நாட்களில் 'உண்ணும் உணவில் மரபணு மாற்றம் கூடாது' என்று விவசாய, சுற்றுச்சூழல் போராளிகள் தொடர்ந்து அரசை வலியுறுத்தி வந்தனர். ஆனால் வழக்கம்போல காது கொடுக்காமல் அலட்சியப்படுத்தி வந்தது அரசு.

அப்போது மரபணு மாற்றப் பயிர்களுக்கு எதிரான மக்கள் போராட்டங்கள் குறித்து மரபணுப் பொறியியல் மதிப்பீட்டுக் குழுவின் உறுப்பினர் புஷ்ப மித்ரபார்கவாவிடம் கேட்ட போது, 'அப்படி மக்கள் போராட்டங்களுக்கு அரசு காது கொடுக்கவில்லை என்றால் அரசு தோல்வியைச் சந்திக்க ஆரம்பிக்கிறது என்று அர்த்தம். புரட்சி இப்படித்தான் தொடங்கும்' என்றார்.

பத்ம விருதுகளை வாங்கி விட்ட பிறகு பல விஞ்ஞானிகள் அடக்கி வாசிப்பதுதான் வழக்கம். ஆனால் புஷ்ப பார்கவா அதற்கு நேர் மாறாக இருந்தார்.

மக்களின் நலனுக்கு எதிரானத் திட்டங்கள் கொண்டு வரப்படும் போது அரசின் தவறைச் சுட்டிக் காட்டி அவர் தயங்கவில்லை.

இந்தியாவின் இதர விஞ்ஞானிகளிடமிருந்து புஷ்ப பார்கவாவைத் தனித்துக் காட்டுவது இந்தக் குணம்தான்.

இந்தியாவில் அறிவியல் சிந்தனையை வளர்க்க வேண்டியது ஒவ்வொரு குடிமகனின் கடமை என்பதை வலியுறுத்த வேண்டும் என்று வாதிடும் சுற்றுச்சூழல் போராளியான புஷ்ப மித்ர பார்கவா 1928 பிப்ரவரி 22ல் பிறந்தவர்.

ஹைதராபாத்தில் உள்ள உயிரணு மற்றும் மூலக்கூறு உயிரியல் மையத்தின் நிறுவனராக இருந்தவர் இவர்.

நோபல் பரிசு வெல்லும் தகுதியுடைய ஒரு அறிவியலாளரைக் கூட இந்தியாவில் உருவாக்க முடியாமல் போனதற்கு அறிவியல் சிந்தனை இல்லாமல் போனதே காரணம் என்று தனது கட்டுரை ஒன்றில் இவர் எழுதியிருந்தார்.

உயிரி வேதியியலாளராகத் தன் வாழ்க்கையை துவங்கிய பார்கவா, இந்தியாவில் உலகத்தரத்திலான உயிரித் தொழில் நுட்ப ஆய்வுகளை மேற்கொள்ள முடியும் என்று நம்பினார்.

அவரது முயற்சியால் 1977 ஆம் ஆண்டு ஹைதராபாத்தில் உள்ள உயிரணு மற்றும் மூலக்கூறு உயிரியல் மையம் தொடங்கப்பட்டது. ஓவியர் எம்.எஃப் உசைனை வரவழைத்து இந்த மையத்தில் சுவர் சித்திரத்தை வரையச் செய்தார்.

மேலும் 1986 ஆம் ஆண்டு மத்திய அறிவியல் மற்றும் தொழில்நுட்ப அமைச்சகத்தில் கீழ் உயிரித் தொழில் நுட்பத்துறை ஒன்றினையும் ஏற்படுத்தினார்.

இந்த அமைப்புகள் மூலம் மக்களுக்கு பயன்படும் விதத்தில் பல உயிரித் தொழில் நுட்ப ஆய்வுகளை வணிக மயமாக்குவதற்கு பல முயற்சிகளை மேற்கொண்டார் என்றாலும் இலாபம் ஒன்றையே குறிக்கோளாகக் கொண்டு மேற்கொள்ளப்படும் வணிக மய மாக்கலில் இவருக்கு உடன்பாடில்லை.

'மரபணுப் பொறியியல்' என்ற சொல்லை பயன்படுத்திய முன்னோடிகளில் ஒருவர் இவர். இவரை 'இந்திய நவீன உயிரியலின் வடிவமைப்பாளர்' என்று போற்றுகின்றனர்.

போபால் விஷ வாயுக் கசிவினால் ஏற்பட்ட நீண்ட காலப் பாதிப்பினை ஆய்வு செய்ய பல மத்திய அறிவியல் அமைப்புகள் தயங்கிய போது இவர் பாதிக்கப்பட்ட மக்களின் பக்கம் நின்றார்.

இந்தியாவில் மரபணு மாற்றப் பயிர்கள் அறிமுகப்படுத்தப்பட்டு விவசாயிகளுக்கு இழப்பை ஏற்படுத்தியது. இந்த விஷயங்கள் குறித்து ஆராய்ந்த உச்சநீதி மன்றம், இந்தியாவில் மேற்கொள்ளப்படும் மரபணு மாற்றம் சார்ந்த ஆய்வுகளை நெறிப்படுத்தும் அமைப்பான மத்திய அரசின் மரபணுப் பொறியியல் மதிப்பீட்டுக் குழுவின் உறுப்பினராக 2008 ஆம் ஆண்டு புஷ்ப பார்கவாவை நியமித்தது.

புஷ்ப பார்கவா நியமிக்கப்பட்ட பிறகு மரபணு மாற்றப் பயிர்கள் தொடர்பான உண்மைகள் பல வெளிச்சத்துக்கு வந்தன. அதில் முக்கியமானது பி.டி. பருத்தியில் உள்ள நச்சுத்தன்மை தொடர்பான உண்மையை ஜி.இ.ஏ.சி குழு கண்டு கொள்ளவில்லை என்பதாகும்.

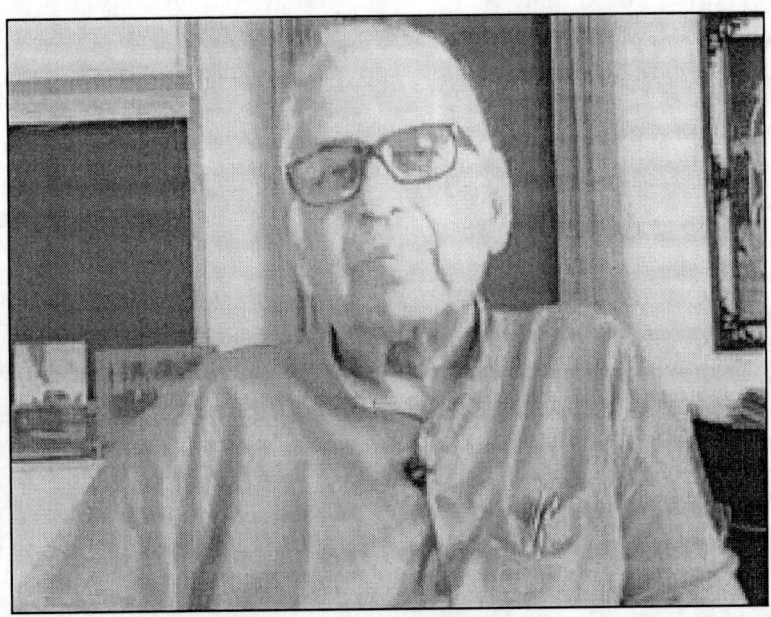

பிடி பருத்தி அறிகமுகப்படுத்தப்பட்டு நான்கு ஆண்டுகளுக்குப் பிறகு 2006 ஆம் ஆண்டு பிடி கத்திரிக்காயை அறிமுகப்படுத்துவதற் கான துவக்கக் கட்டப் பணிகள் நடைபெறத் தொடங்கின.

அப்போது அந்தக் கத்திரிக்காயைப் பரிசோதிக்க நிபுணர் குழு அமைக்கப்பட்டது. அப்போது பார்கவா வழங்கிய சில வழிகாட்டு தல்களை ஜி.இ.ஏ.சி ஏற்கவில்லை.

முதல் நிபுணர் குழு மற்றும் இரண்டாம் நிபுணர் குழுக்கள் இந்தக் கத்திரிக்காய் பாதுகாப்பானது என்று சான்றளித்தது.

உடனே சூழலியல் செயல்பாட்டாளர்கள் பலர் குழுவில் புஷ்ப பார்கவா இருந்துமா இப்படிப்பட்ட நிலை என்று கேள்வி எழுப்பத் தொடங்கினர்.

இதற்கு பார்கவா பிடி கத்திரிக்காய் தொடர்பாக அவர்கள் காட்டும் பரிசோதனைகள் எல்லாம் மான்சாண்டோ மேற்கொண்டவை. ஆனால் அவை போதாது. இன்னும் கூடுதலாக 30 பரிசோதனைகள் மேற்கொள்ளப்பட வேண்டும் என்று கூறினார். ஆனால் அதை அவர்கள் ஏற்றுக் கொள்ளவில்லை.

மான் சாண்டோ சொல்வதை எல்லாம் நம்பக் கூடாது என்று ஊடகங்களில் எழுதவும் பேசவும் செய்தார் பார்கவா.

தொடர்ந்து தனது கருத்துக்களை கடிதமாக அப்போதைய சுற்றுச்சூழல் அமைச்சர் ஜெய்ராம் ரமேஷ்க்கு அனுப்பி வைத்தார்.

இதைத் தொடர்ந்து 2010 ஆம் ஆண்டு பிப்ரவரி மாதம் பி.டி. கத்திரிக்காய் அறிமுகத்துக்கு தடை விதிக்கப்பட்டது.

இந்தியப் பல்கலைக் கழகங்களில் சோதிட பாடமாக வைக்க முரளி மனோகர் ஜோஷி முயன்ற போது அதை எதிர்த்து உச்சநீதி மன்றத்தில் வழக்குத் தொடர்ந்தார் பார்கவா.

எம்.எம். கல்புர்கி முகமது அக்லாக் கொல்லப்பட்ட போது மத வெறுப்பைக் கண்டித்து தமக்கு வழங்கிய பத்ம பூஷண் விருதை திருப்பி அளித்து விட்டார்.

பசுவதைத் தடைச் சட்டம் கூடாது என்ற கருத்தை வலியுறுத்தி வந்தார். பகுத்தறிவுக்கு முரணான குருட்டு நம்பிக்கைகளுக்கு எதிராக வினையாற்றினார்.

1976 ஆம் ஆண்டு மேற்கொள்ளப்பட்ட 42வது அரசியலமைப்புத் திருத்த நிகழ்வில் கூறு 51ஏ -வில் 'அறிவியல் சிந்தனையை வளர்க்க வேண்டியது ஒவ்வொரு குடிமகனின் கடமை ஆகும்' என்ற திருத்தத்தைக் கொண்டு வரும்படி அன்றைய கல்வித்துறை அமைச்சர் நூருல் ஹசனிடம் வலியுறுத்தினார்.

மனித குலத்தின் வரலாறு என்பது மாற்றுக் கருத்துகளின் வரலாறு என்பதில் தீவிர நம்பிக்கை கொண்டிருந்தவர் விஞ்ஞானி புஷ்ப மித்ர பார்கவா.

1966 ஆம் ஆண்டு கோல் வால்கர் பசுவதை தடைச்சட்டம் கேட்டு நாடாளுமன்றத்தின் முன் ஆர்ப்பாட்டம் நடத்திய போது பார்கவா வின் தலைமையில் பசுவதைத் தடைச் சட்டம் ஏன் கூடாது என்ற ஒரு நிகழ்ச்சி நடந்தது.

இதனால் ஆத்திரமடைந்த கோல் வால்கள் பார்கவாவிடம், 'பசு எப்படி உண்ணும் பொருளாகும்?' என்று கேட்டார்.

"பசுவின் மாமிசத்தில் புரதம் இருக்கிறது. அந்தப் புரதம் அமினோ அமிலமாக மாறி, ரத்தத்தில் கலந்து பல்வேறு உறுப்புகளுக்குச் சென்று, மீண்டும் அவை புரதமாக மாறுகின்றன" என்றார் பார்கவா.

உடனே கோல் வால்கள், 'அப்படியென்றால் பசு மாமிசத்துக்குப் பதிலாகப் பசுவின் பாலைக் குடிக்கலாமே?' என்று கேட்க, பார்கவா அமைதியாக இவ்வாறு கூறினார்.

'பாலைப் போலவே நீங்கள் ஏன் மாமிசத்தையும் விரும்பி உண்ணக் கூடாது?'

புஷ்பமித்ர பார்கவாவின் அந்தக் கேள்விக்கு அவரிடமிருந்து கடைசி வரை விடை இல்லை.

❐

3